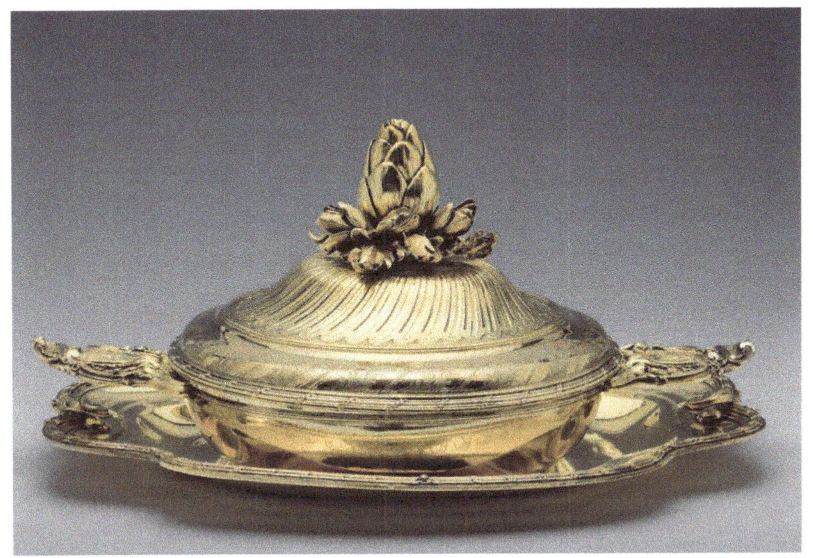

Taça de prata dourada do Cardeal, Ourivesaria Germain, Museu do Louvre, presumível presente de Sua Majestade.

Ficha técnica

Título: O Quadro do Cardeal
- Resenha Biográfica de João da Mota

Título original: El Cuadro del Cardenal
(Semblanza Biográfica de João da Mota)

Autor: José Nicolás Boada Juárez

Tradução: José Barata de Castilho

Editor: Pinacoteca, CRL
Castelo Branco
e-mail: administrador@pinacoteca-crl.com

Capa: variações no fundo sobre foto de original do quadro
restaurada por Pintor José Barata de Castilho

Depósito Legal: 536003/24

ISBN: 9 786526 627686

O QUADRO DO CARDEAL

RESENHA BIOGRÁFICA DE JOÃO DA MOTA

JOSÉ NICOLÁS BOADA JUÁREZ
Doutor em Medicina e Cirurgia
Professor de Farmacologia da Universidade de La Laguna
(jubilado)
Membro Honorário da Academia Real de Medicina das Ilhas
Canárias

Castelo Branco, 2024

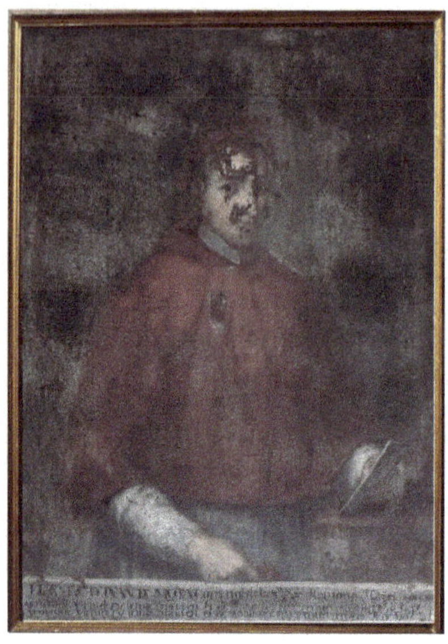

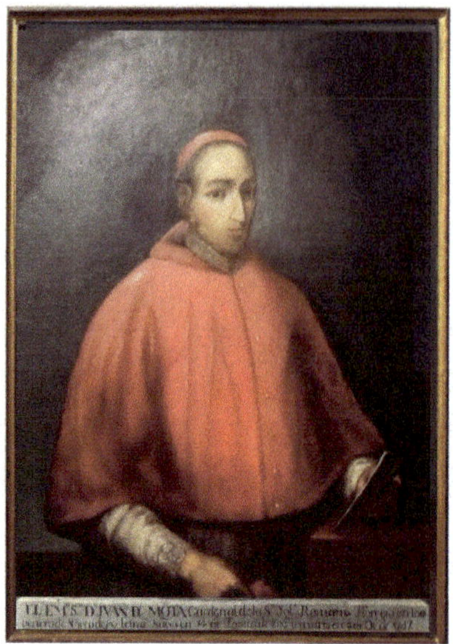

Cardeal da Mota, albicastrense, idade cerca de 45 anos (atribuídos)

Fotografia do original da obra, prévia ao recente restauro, descoberta após limpeza das deficientes intervenções dos sécs. XIX e XX.
Créditos: Servicio de Análisis y Documentación de Obras de Arte (SADOA-SEGAI), Universidad de La Laguna.

Descrição
Autor: Desconhecido
Título: "D. Juan de Mota"
Medidas: 105×81cm sem moldura
Técnica: óleo sobre tela
Ano: c. 1730

Descrição
Mesmo quadro depois de restaurado

DEDICATÓRIA

À Paula

Ao Óscar

À Carmina e família Fernández del Campo

AGRADECIMENTOS

Há pessoas a quem são confiadas tarefas tão aborrecidas como ler o que se escreve antes de publicá-lo. E como se não bastasse, quer-se que o resultado seja cedido rapidamente e também que seja favorável. Bem, todos esses desejos foram realizados neste caso, o que me faz pensar que quiseram lisonjear o amigo mais do que qualquer outra coisa. De qualquer forma, a minha gratidão pelo seu abnegado trabalho é perene. Permitam-me que vos mencione: Enrique González, Presidente Honorário da Real Academia de Medicina de Tenerife, ilustre e prolífico autor de todo o tipo de livros, que prefaciou esta obra de forma substancial e precisa; o meu irmão Agustín, um escritor oculto, cujos comentários globais eu aprecio, Javier Parache, Presidente da Academia Real de Medicina de Tenerife, de cujo saber abuso constantemente; Justo Hernández, professor de História da Medicina na Universidade de La Laguna, que me deu o histórico "nihil obstat" e reviu cuidadosamente o texto nos seus aspectos formais.

Também o meu agradecimento especial à Doutora Isabel Braga, da Faculdade de Letras da Universidade de Lisboa, especialista em história portuguesa do século XVIII, pela diligência em fornecer-me o material biográfico inicial e pela sua meticulosa leitura crítica do texto, que contribuiu para o melhorar significativamente.

Cumpre-me agradecer à Drª Margarida Galvão Teles por ter conseguido pôr-me em contacto com a Cooperativa Cultural Pinacoteca e os conferencistas que estão na origem de todo este relacionamento, que originou a presente edição deste livro.

Embora o tenha assinalado no prefácio da edição portuguesa, gostaria de reiterar os meus sinceros agradecimentos ao Professor Doutor José Martins Barata de Castilho e à equipa directiva da Cooperativa Cultural Pinacoteca, em Castelo Branco, por me ter permitido divulgar na sua própria língua a biografia de um albicastrense de grande estatura intelectual, que pelo menos contribuiu para a transformação cultural da sociedade portuguesa no século XVIII.

Bem haja.

ÍNDICE

PREFÁCIO

Este trabalho do Professor José Nicolás Boada Juárez merece, por várias razões, uma ampla divulgação. Em primeiro lugar porque nos revela o único retrato conhecido do Cardeal da Mota; em segundo lugar porque aborda uma figura pouco conhecido da nossa História, mas que teve um papel de grande importância na Corte de D. João V; em terceiro lugar porque pode alterar de algum modo a visão que a historiografia portuguesa cultivou em relação ao Cardeal da Mota desde a sua morte aos nossos dias.

Uma leitura, mesmo que breve, do livro do Professor Boada mostra-nos as dificuldades que ele deve ter sentido na investigação feita para a elaboração desta obra, o que não diminui a importância da mesma. Antes, pelo contrário, mostra-nos como, a partir do estudo dum retrato, até agora desconhecido, conseguiu reunir informações que lhe permitiram levar a bom termo os seus esforços. Ao consultarmos qualquer História de Portugal, o Cardeal da Mota é frequentemente referido apenas na qualidade de conselheiro do rei, na sua qualidade de membro da Igreja, com pouca relevância em relação aos diferentes aspectos do governo de D. João V. Ignora-se frequentemente a sua importância no governo do Reino.

D. Luís da Cunha, ao deixar-nos um relato pouco elogioso do Cardeal da Mota – ... «o que todo o mundo lhe deu (porque eu nunca o achei) foi o de ser muito bom homem, muito modesto, mui bem intencionado e muito limpo de mãos, com muito pouco conhecimento dos negócios estrangeiros e ainda menos activo nos domésticos ...» (p. 23-24) – transmitiu à posteridade a imagem dum homem parado no seu tempo, sem visão de futuro, sem conhecimentos das questões externas e mesmo das internas. Esta ideia está, todavia, desfasada da realidade. O Padre António

Vieira, em 1675, sugeriu, como saída para combater a pobreza, a instalação de manufacturas. Cinquenta anos depois, o Cardeal da Mota apontava a mesma saída, de que resultou, p. e., a criação da Real Fábrica das Sedas do Rato.

Sabemos que D. João V procurava estar informado de todas as questões que diziam respeito à governação. Podia, neste aspecto, obter todas as informações a partir do seu secretário pessoal, Alexandre de Gusmão, mas, duma forma geral, era ao Cardeal da Mota que recorria através de cartas e de simples bilhetes, solicitando, quando a presença deste não fosse possível, uma resposta por escrito. Chavigny, ao ter notícia da doença do Cardeal, refere "que haveria um interregno, se o Cardeal falecesse, pois não via pessoa alguma com a capacidade para lhe suceder no cargo ...".

Luís Ferrand de Almeida (*Páginas Dispersas. Estudos de História Moderna de Portugal*, Coimbra, Faculdade de Letras, 1995, p. 193), diz-nos que numa nota enviada ao embaixador francês Chavigny, datadas de Fevereiro de 1740, «comunicam-lhe geralmente todos os negócios e nada se faz sem que ele tenha anteriormente dado a suas ordens». A doença do rei, em 1742, levou a que o Cardeal da Mota assumisse, quase por completo, o governo. Uma gazeta de Lisboa informa que, em 1744, «o cardeal vai todos os dias ao Paço de manhã e de tarde, e está fechado com el-rei algumas horas».

O apreço de D. João V pelo Cardeal da Mota e a influência deste na governação está bem patente em diversos documentos, como, p. e. , numa carta do rei ao Cardeal da Mota data de 16/3/1738: "*... tenho dito por descargo da minha consciencia, e sey que conformandome com hum ministro tão recto, attento e justo como o Cardeal (...): e assim tudo deixo inteyramente ao seo arbitrio e dispozição e daqui lhe digo que por nenhum modo* *quero que se embarasse por este motivo qualquer rezolução que achar justa V. E.".*

Embora nunca formalmente indicado como tal, foi efectivamente "primeiro-ministro" de D. João V e assim era visto quando faleceu em 1747, como refere a notícia da sua morte na Gazeta de Lisboa: *"Faleceu Quarta feira 4 do corrente o Eminentissimo, e Reverendissimo Senhor Cardial da Motta, primeiro Ministro de Sua Magestade...".*

O livro do Professor José Nicolás Boada Juárez, ao partir da análise dum retrato do Cardeal da Mota, aborda de forma objectiva a vida e obra deste, utilizando as fontes a que teve acesso, históricas e de ficção (Saramago, *Memorial do Convento;* Dantas, Júlio, *O amor em Portugal no séc. XVIII*), chamando-nos a atenção para aspectos e pormenores deficientemente abordados pela historiografia nacional. Assim, pela originalidade da abordagem desta grande figura da nossa História, e bastava isso, a leitura desta obra é altamente recomendada, na esperança de que no futuro outros possam aprofundar um aspecto que, até aos dias de hoje, pouca atenção mereceu da parte dos historiadores que têm estudado este período e, acima de tudo, o tempo de D. João V, bem como a importância do Cardeal da Mota na sua época.

Prof. Doutor Hermínio Esteves *Dr. André Gonçalves*

NOTA PRÉVIA

Bem se pode dizer que escrever sobre um personagem que atingiu dimensão histórica, como é o caso de João da Mota, é uma tarefa complicada. Entre outras razões, porque quem isto escreve não tem outra formação nas ciências históricas senão aquela adquirida pela curiosidade pessoal e pelo desejo de seguir os trilhos de tempos passados.

No presente caso, a contemplação diária de uma obra pictórica de evidente valor artístico e cultural, num primeiro momento de aparente interesse intelectual e algo enigmático, impeliu-me a exercer a profissão de detective historiador, mister que nas minhas tarefas universitárias habituais tinha desenvolvido profusamente, se bem que no domínio das ciências básicas. Fruir, divertir-se, preencher as horas com um trabalho como este é certamente gratificante. Talvez o resultado obtido esteja abaixo do que o tema pode dar. Mas foi tal o entusiasmo que tive com ele que espero que os leitores tolerem as minhas insuficiências. Normalmente, os prefácios servem para orientar os leitores para o conteúdo da obra. Neste caso, não será assim. Prefiro que cada um tire a sua própria conclusão.

O sítio Beiranews.pt, jornal digital em Castelo Branco, noticiou a palestra que a Cooperativa Pinacoteca organizou no dia 7 de Julho de 2022 intitulada o "Cardeal João da Mota e Silva – Albicastrense, Sacerdote e Político dos Séculos XVII e XVIII ". Vim a conhecer essa notícia através da pesquisa periódica que costumo fazer na internet com o objectivo de obter novos dados sobre a figura do referido cardeal. É evidente que o meu interesse se deve ao facto de ter sido o autor de um ensaio motivado pela presença de um quadro com o retrato do referido cardeal na nossa casa, ensaio que constitui a obra "El Cuadro del Cardenal", publicada em 2010 pela Ediciones Idea. Bem se pode imaginar a grande satisfação que senti quando soube que a figura do Cardeal da Mota era objecto de estudo por concidadãos seus reunidos na localidade onde nasceu.

Dado o meu interesse pelo personagem tentei entrar em contacto com os organizadores do evento, mas a minha dificuldade de escrever em português fez com que pedisse ajuda a pessoas que pudessem fazê-lo. Graças à gentileza da Professora Isabel Drumond Braga, que já me havia ajudado na edição espanhola, bem como da Sra. D. Margarida Galvão e da Sra. D. Alicia Tosantos, pude estabelecer contacto com o Professor José Barata de Castilho, que por sua vez me colocou em contacto com Professor Hermínio Esteves e Dr. André Gonçalves, conferencistas da referida palestra. Tive então a audácia de lhes enviar uma cópia da minha obra para que tivessem conhecimento da sua existência e também porque na sua capa há uma imagem da pintura que constitui o quadro. Naturalmente, a sua surpresa foi enorme tanto pela descoberta da pintura como pela existência do meu livro. Seja como for, foi-me finalmente comunicada a possibilidade de fazer uma edição em português, proposta que aceitei com entusiasmo.

É óbvio que deve ser surpreendente que um médico aposentado, professor de farmacologia, residente nas longínquas Ilhas Canárias, contribua para o conhecimento de uma figura influente da Idade de Ouro portuguesa. É evidente que a existência da pintura desempenhou um papel crucial, mas devo acrescentar que o meu interesse em estudar a biografia de João da

Mota se deve a circunstâncias emocionais e vivenciais centradas na atracção que os temas portugueses sempre produziram em mim. Penso que, ao contrário dos peninsulares, nós, os ilhéus, sentimos uma proximidade especial com Portugal. Isto deve-se, provavelmente, ao facto da sua especial proximidade geográfica e também à influência cultural dos portugueses nas Ilhas Canárias. Os edifícios, os apelidos, a gastronomia e uma parte do folclore das Canárias têm claras reminiscências portuguesas. Ainda mais recentemente, a formação de uma Macaronésia hispano-portuguesa acrescenta maior força ao nosso afecto pela nação portuguesa. Acrescento que, pessoalmente, tenho orgulho em ser membro honorário da "Confraria de Carnes e Vinhos da Madeira". Devo acrescentar que esta edição portuguesa serviu também para completar alguns dados documentais originais desconhecidos na edição espanhola. Tais dados foram obtidos pelos conferencistas da referida palestra. Expresso a minha inteira gratidão ao Professor Doutor José Martins Barata de Castilho, editor desta obra, por aprimorá-la através de "notas do editor" em diferentes notas de rodapé. Também gostaria de expressar minha gratidão ao Professor Doutor Hermínio Esteves e ao Dr. André Gonçalves pela contribuição para o aprimoramento deste ensaio.

Acho que é necessário salientar que quando enviei "The Cardinal's Picture" para a imprensa na sua versão original, estava ciente de que era uma obra incompleta. Efectivamente, faltavam dados biográficos relevantes do cardeal e continuavam por resolver incógnitas substanciais respeitantes ao quadro. Duvidava mesmo que valesse a pena publicá-lo nessas condições. No entanto, pareceu-me insólito que uma personalidade da estatura política e social do Cardeal da Mota não contasse com um estudo estruturado de sua obra. Neste contexto, a edição portuguesa, ao testemunhar a realização duma palestra a seu respeito, preenche essa lacuna, mas serve também para insistir na necessidade de analisar com maior profundidade e extensão a contribuição singular do Cardeal da Mota para os acontecimentos políticos do século XVIII. Além disso, permite-me incluir no novo texto o resultado de posteriores investigações sobre o quadro e o Cardeal, bem como modificar algumas avaliações erróneas.

Devo concluir afirmando que nada do que descrevi no meu ensaio teria sido possível sem a existência da pintura, cuja autoria e trajectória permanecem desconhecidas y que foi preservada por muito tempo na casa da família Fernández del Campo.

Por isso, com toda a minha gratidão à Cooperativa Cultural Pinacoteca, CRL pela edição deste livro para o mercado, sinto-me muito satisfeito por ter contribuído, ainda que de forma minúscula, para o conhecimento de um ilustre albicastrense, o Eminentíssimo Doutor Dom João da Mota e Silva.

Santa Cruz de Tenerife, 9 de Novembro de 2023

O AUTOR

PRÓLOGO

O benefício intelectual

Sempre achei os prólogos inúteis. O escritor do prólogo não deve entrar no conteúdo do livro. O leitor deve enfrentar o livro sem qualquer ajuda. O leitor deve percorrer os caminhos do livro e colher os frutos que descobriu por conta própria. Os livros não pertencem a quem os compra, mas a quem os lê. Os bons leitores não precisam de prólogos para abrir as portas dum argumento. Os bons leitores lêem os prólogos e as sobrecapas depois de ler o conteúdo.

Este é um livro de buscas, descobertas e surpresas. Na realidade, a literatura não tem outro propósito senão o encontro com o desconhecido. O leitor seguirá facilmente o caminho traçado pelo autor, embora possa chegar a um destino final diferente. Objectivo esse que o prologuista não deve identificar. As metas são individuais.

O estilo literário do autor é suave, pulcro, simples. Não tem retorsões nem alturas inalcançáveis, nem ravinas profundas e escuras nas suas frases. O autor escreve com a suavidade e facilidade da respiração normal. Sem estertores e sem esforço. Tudo o que pude ler de Boada Juárez é de grande limpeza literária. A palavra certa no lugar certo, o termo certo para o conceito certo. O verbo necessário para o momento necessário as frases não são longas nem a subordinação frequente.

O autor é professor de farmacologia, pesquisador brilhante e amante das artes. Um daqueles médicos diletantes de que tanto se tem falado em todos os países. Aos médicos que depressa se lhes vê a intenção: eles escrevem para curar. Escritores não médicos também escrevem para curar, mas não o fazem como os médicos. Os médicos são curadores de enfermidades por ofício. E essa profissão não pode ser deixada de lado em nenhum momento da vida, porque esse ofício também precisa de uma vocação. E este professor de farmacologia, neste livro, dá-nos, bem elaborada, a melhor droga para curar o desconforto do homem. Essa droga, que revigora a alma e fortalece o corpo, é chamada benefício intelectual. O autor, que viveu quando criança rodeado de livros, com um pai que foi médico e poeta, é um profundo conhecedor de letras, arte e música.

Além disso, do seu profundo conhecimento científico captou as mensagens da natureza através dos seus sentidos. As palavras mudas, os ruídos silenciosos. As notas musicais que brotam das entranhas da terra ou que pendem das estrelas brilhantes. Cores incolores ou as incolores tingidas. Uma vida envolta e penetrada pelo intelectual.

O benefício intelectual é o que preenche as lacunas existenciais, o vazio do trabalho, o sofrimento sem sentido, o aborrecimento da vida. O imenso mundo do vazio, a patologia do tédio. O poeta Leopardi dizia que o tédio é como o ar, que ocupa tudo o que está vazio.

Para os momentos de desanuviamento, quando a nuvem escura do tédio nos rodeia e nos esmaga, o melhor remédio não é outro senão o benefício intelectual.

Boada Juárez, neste livro, dá-nos o melhor dos benefícios, o intelectual. O melhor presente. O livro é mais um exemplo de vida e obra construída com a ajuda intelectual, a vida de Boada.

Leitor, este é o único aviso deste prologuista: nas páginas que se seguem, encontrará, se obedecer aos passos da construção e conclusão deste livro, o grande remédio para essa vida de altos e baixos, que é o benefício intelectual. E isso, nas circunstâncias actuais não é pouca coisa. Ah! Esquecia-me. O livro é baseado na história dum quadro com pintura de um cardeal. E a partir daí uma investigação interessante. Perdoem-me! Mas, quando o leitor chegar a décadas cinzentas, vai entender-me.

Enrique González

Puerto de Santa María, Cádiz, Agosto de 2011.

Nota do Autor:

Enrique González faleceu em 25 de Dezembro de 2011, enquanto se preparava a primeira edição deste livro.

PROÉMIO

Retrato Incompleto dum Cardeal, Segunda Navegação

De forma superficial, que não honra a veracidade, poderia dizer-se que o professor Boada, como Dom Quixote, inventa paixões para se exercitar e agora inventou uma paixão portuguesa. É verdade que ele foi cativado por uma pintura única que tem no seu escritório há quase quinze anos. A fortuna e a amizade fizeram-me testemunhar a evolução desta interessante e admirável história. Mas não é uma paixão sartriana, algo inútil e efémero, mas sim um empenhamento tenaz e perseverante, o de desvendar a verdade de um retrato, como um bom clínico busca um diagnóstico acertado e exacto. O quadro retrata um cardeal. E logo vem à mente um que está preservado no Prado: o Retrato de um Cardeal de Rafael (1510). Não se sabe que cardeal ele é. No entanto, o quadro do professor Boada é um retrato do cardeal português João da Mota (1685-1747). Um cardeal evoca poder, pompa, ostentação já que a sua capa vermelho-púrpura nos fala do sangue que está disposto a derramar pela Igreja da qual é príncipe. Há muitos que, especialmente na Idade Moderna, serviram os seus respectivos reis como primeiros-ministros: Cisneros, Granvela, Richelieu, Mazarino, etc.

Durante muitos anos, o professor Boada estudou o quadro do cardeal João da Mota. Mas uma segunda navegação lhe aconteceu: vai ser publicada a edição portuguesa. A sua árdua tarefa começou a dar frutos. A sua *cherry-picking* está a ter um merecido sucesso, entre outras coisas, porque os seus colegas, amigos e académicos portugueses lhe estão a dar uma ajuda inestimável.

O Cardeal Mota foi um intelectual consumado, culto, especialista na arte da prudência e um hábil piloto da política económica de Portugal, a nossa nação irmã. Serviu um rei, D. João V, o Magnânimo (1689-1750), um déspota esclarecido, com quem não foi fácil trabalhar. Não só se vai ganhar a vontade de o conhecer como também o seu apreço. Por seu conselho uma série de reformas de longo alcance começaram a ser introduzidas. Dentre essas mudanças, destaco a renovação do currículo médico. Mota trouxe para Portugal os melhores discípulos de Boerhaave, o melhor médico da Europa na época. Herman Boerhaave (1668-1738), catedrático da Faculdade de Medicina de Leiden, foi o introdutor do plano de estudos de Medicina, cuja matriz vigora até hoje.

O Cardeal da Mota será testemunho do seu tempo e poderá contemplar o início da ascensão de Sebastião José de Carvalho e Melo (1699-1782), Marquês de Pombal, o primeiro-ministro autocrata de D. José I, que muito fez para abolir a escravatura, diminuiu o poder da Inquisição e expulsou a Companhia de Jesus. Tornou-se famoso pelas reformas e planos de reconstrução que surgiram após o grande terramoto de Lisboa (1755). Mas ainda há muito a ser feito. Ainda há enigmas e mistérios tanto no quadro como no cardeal: o retrato permanece incompleto. A pesquisa é assim, porque as pinturas que não são acabadas, são deixadas. Não há dúvida de que o Cardeal da Mota mostrou uma boa conduta e foi um bom eclesiástico. E penso que tanto ao biografado, como ao autor da biografia se poderia aplicar aquilo que eles são, no bom sentido da palavra, bons.

Justo Hernández
Professor titular de História da Medicina.
Universidade de La Laguna

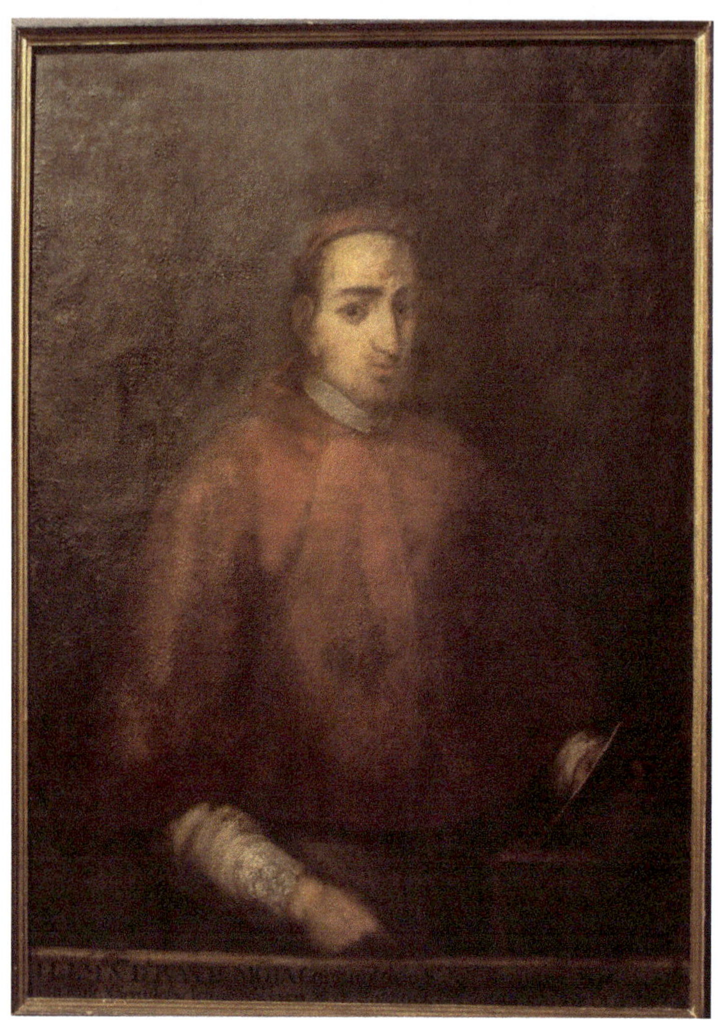

Descrição
Autor: Desconhecido
Título: "D. Juan de Mota"
Medidas: 105×81cm sem moldura; moldura 10cm
Técnica: óleo sobre tela
Ano: *circa* 1727

CAPÍTULO I

O QUADRO

Um retrato a óleo de um cardeal está pendurado em frente da minha secretária há anos. Sobressai uma capa e um solidéu, ambos vermelhos. Por baixo da capa, em vez de ser visto adivinha-se um roquete, cujas mangas terminam em punhos com rendas primorosamente pintadas. Vê-se nitidamente que a tela passou por algumas restaurações infelizes, mas mesmo assim, as características essenciais do personagem permaneceram intactas. O retrato é uma representação a três quartos em que a figura, ligeiramente inclinada para a esquerda, dirige o seu olhar para a frente e segura uma folha de papel na sua mão esquerda. Mostra uma expressão suave e nos seus olhos grandes, um tanto anémicos e tristes, adivinha-se uma clara perspicácia e força.

Destaca-se sobremaneira o seu nariz comprido, completamente aquilino, quase em bico de papagaio. No conjunto, as suas feições são finas, um pouco doentias, talvez, e embora a sua idade seja difícil de determinar, poderia dizer-se que era em torno dos 40 anos.[1] A moldura é austera, de superfície plana, pintada de azul ultramarino, decorada nas bordas internas e externas com dois frisos dourados.

É uma obra anónima. Apesar disso, a composição geral, as pinceladas suaves e precisas, o fundo escuro e a expressão do personagem mostram que o pintor possuía maestria e inspiração. Eu diria até que foi produzido na oficina de um grande mestre. Por

---

[1] N.T. Nasceu em 1685, foi nomeado Cardeal em 1727, com 42 anos, provavelmente foi retratado em 1730, teria 45 anos.

outro lado, de acordo com dados bibliográficos e iconográficos, eu afirmaria que o tipo de moldura, a textura da tela e os materiais pictóricos correspondem a uma obra do século XVIII, coincidindo, portanto, com certa aproximação, com a época em que o personagem retratado viveu, embora a obra tenha sido executada post-mortem.[2] De facto, na parte inferior da tela, numa moldura pintada de cor cinza-amarelada, há a seguinte inscrição, feita em letras pretas claramente visíveis:

"EL EM^{o} Sor. D. JUAN DE MOTA, Cardenal de la Sta Yglesia Romana. Florecio en todo genero de Virtudes y Letras. Nacio en 14 de Agosto de 1685 y murió en 4 de octubre de 1747."

Esta pintura pertencia à família Fernández del Campo de Salamanca, primeiro apelido de Carmina, minha esposa. Efectivamente, conheci-o pendurado num corredor da sua casa na Rua Toledo, onde passei muito tempo recebendo os cuidados de sua mãe, que tinha por ele muito carinho. Com a sua morte, em 1995, o quadro, juntamente com outros pertences, foi transferido por mar para Tenerife e, depois de cumpridos os pesados

---

[2] N.T. A indicação do ano do óbito na base da pintura suscita essa questão "post-mortem". O Autor refere-se ao quadro com o aspecto que tinha quando foi herdado pela esposa, antes do recente restauro. Ora, por experiência como pintor, entendo que seria muito difícil retratar com rigor uma pessoa de 40 anos, depois de ela ter falecido aos 62 anos de idade. Se isso foi feito, terá sido a partir de cópia de original desenhado à vista, tal é a força da imagem original após limpeza, que acima se reproduziu, que o Autor ainda não conhecia. A cartela é evidentemente post-mortem mas nada garante que tenha sido pintada ao mesmo tempo que o retrato. Há a hipótese de ter sido pintada post-mortem por cima da parte inferior da pintura, o que não foi possível determinar por imagens radiológicas, devido à opacidade.

procedimentos alfandegários,[3] que até nos obrigaram a abrir a cuidadosa embalagem que tinha sido feita para ele, chegou à nossa casa. E uma vez lá, foi parar à frente da minha secretária.

CAPÍTULO II

O PERSONAGEM

Pois bem, depois de me perguntar uma dúzia de vezes qual teria sido a importância desse personagem, e também quem teria sido o autor do quadro e por que motivo chegou à casa dos meus sogros, decidi pôr mãos à obra e investigá-lo.

Algumas das questões já as resolvi e dou conta delas neste trabalho, outras estão pendentes de solução e talvez permaneçam pendentes para sempre.

Em primeiro lugar, a minha pesquisa inicial sobre o Cardeal da Mota foi dirigida para textos históricos dos anos em que o personagem viveu.

Quando a Internet ainda era um recurso limitado, tratei de obter uma listagem de cardeais espanhóis do século XVIII no *Episcopologio vaticano*; também vasculhei livros e consultei amigos do clero, mas não obtive nenhuma informação útil. Sim, há uma lista de cardeais e bispos, mas apenas dos mais recentes, entre os quais, é claro, o meu personagem não se encontrava.

---

[3] Apesar de fazerem parte a EU as Canárias, por informaçãodo Autor, têm um estatuto aduaneiro especial, que faz lembrar a situação anterior.

Consultei um bom amigo, que tinha uma versão electrónica da Enciclopédia Britânica que me alertou para a existência de um "João da Mota" português, que tinha sido ministro de D. João V, que me começou a orientar sobre sua possível filiação, mas sem dados definitivos. Apesar de tudo, a inscrição na pintura foi em espanhol e não em português, como seria de esperar e, além disso, nessa primeira informação não ficou claro para mim que se tratava de um cardeal. E assim por ali ficou a coisa por algum tempo.

Meses depois, quando a Internet já era um recurso corrente, decidi resolutamente fazer uma investigação mais sistemática de "Juan de Mota". Usando o agora clássico navegador "Google", e depois de alguns primeiros passos em que encontrei todos os "Mota" possíveis, desde o famoso Castillo de la Mota, até cantores populares contemporâneos, iniciei uma pesquisa com palavras-chave mais apropriadas. Houve um bom número de verbetes relativos a um cardeal brasileiro, a quem me referirei mais adiante. A surpresa, no entanto, surgiu quando cometi um erro e escrevi cardeal Mota em vez de *cardenal*. E aqui a porta abriu-se: a Enciclopédia Britânica, claro, estava certa. De facto, João da Mota e Silva tinha sido um cardeal português, um cardeal cujas datas de nascimento e morte coincidiam com o que figurava no nosso quadro. Além disso, a conhecida Wikipédia, consultada de imediato, informou-me que o referido cardeal tinha sido conselheiro e até ministro de D. João V na fase final do seu longo reinado. No momento, a informação estimulou-me a continuar a busca, embora me parecesse estranho que o nome que aparecia no quadro estivesse escrito em castelhano. E também fiquei surpreso com a escassez de informações disponíveis.

Não podia deixar de estranhar que o Cardeal Mota, dado o seu aparente estatuto político, sobretudo num reinado tão longo e importante na história de Portugal como o de D. João V, o Magnânimo, não tivesse sido um personagem meticulosamente biografado, inclusive por autores espanhóis. Não esqueçamos que o príncipe José, filho de D. João V, se casou com uma filha de Filipe V de Espanha.

Neste sentido, na citada Wikipédia, como disse antes, só consegui encontrar um relato resumido da vida do Cardeal Mota, mas nada parecido com o que deveria ser um estudo biográfico sistematizado; no entanto, havia uma gravura, de 1791, retirada de *Retratos de Cardeais, bispos e varoens illustres em nobreza, armas, letras e sanctidade, coordenados nos meses de abril e maio do anno santo 1791* que representava o cardeal, que, inexplicavelmente, não se parecia em nada com o senhor que tinha retratado em casa. O primeiro era um homem com nariz virado para cima e feições rechonchudas, enquanto o nosso tinha um nariz tão aquilino que quase chegava ao queixo, além das feições alongadas que já descrevi. No entanto, pude chegar à conclusão tranquilizadora de que a gravura também havia sido feita *post mortem*. O autor da gravura, portanto, havia inventado a fisionomia do personagem tanto quanto o meu pintor, de modo que a questão permanecia na palavra do gravador contra a do meu pintor.

Assim, era necessário um desempate. Depois de uma busca persistente, encontrei outra gravura, também de 1791, austríaca, incluída no catálogo da Bildplattform der Österreichischen Nationalbibliothek com o número de inventário PORT_00088885_01, que mostrava o cardeal João da Mota, agora com um nariz aquilino, não tão pronunciado como o exibido na nossa pintura, mas cujas datas de nascimento e morte também coincidiam com as nossas. Por isso, considerei resolvida a disputa iconográfica e obtive, além disso, outra gravura com o brasão do Cardeal da Mota na Biblioteca Nacional de Portugal: cinco flores de lis e um leão rampante. Trata-se de uma gravura feita com buril por Guilherme Francisco Lourenzo Debrie, em 1755, que pode ser encontrada na página www.purl.pt/12417/1/ .

A presente edição portuguesa dá-me a oportunidade de incluir a descrição do Cardeal feita por Filipe José da Gama, citada por Neto, num dos elogios fúnebres que foram escritos aquando da sua morte:
"Foy de estatura corpulenta, e mais de ordinaria; presença agradavel, e magestosa. Os olhos eraõ grandes, e modestos, e de vista muito aguda: o nariz proporcionado, a boca grossa, e a cor foy sempre branca, e córada; excepto nos últimos annos, que pelo trabalho, e applicação da sua gloriosa vida, hia degenerando em pallida. Era de genio affavel, e cortezão, e teve memoria felicíssima, e eloquencia admiravel, como se vê nos Decretos, nos Despachos, nas Cartas, e nas Instrucçoens, aonde declarava com palavras soberanas as ordens, e a vontade do nosso Monarca. Foy insigne no Direito Canonico, e no Civil; constante nas resoluçoens, nos pensamentos heróico, nas emprezas venturoso, illutre igualmente nas Sciencias, que nas virtudes: e quem o via, era impossível, que o não amasse."

É evidente que a pessoa retratada no nosso quadro não é muito semelhante à descrita no elogio feito por Gama.[4] Na pintura, ele teria 40 anos, como propus na edição espanhola, talvez erroneamente, evidentemente quando faleceu tinha mais, 62 anos. Voltarei a este assunto noutro momento.

É oportuno que os leitores saibam agora que o motivo que me levou a escrever estas linhas é satisfazer a minha curiosidade sobre o personagem que partilhou o meu escritório durante muitos anos. O facto é que, uma vez que comecei a conhecê-lo e me tornei tão amigo dele, me senti compelido a contar a sua vida, porque, como terão ocasião de ver mais tarde, os historiadores portugueses não se empenharam nada nesse sentido. Soma-se a isso o facto de que, tanto quanto sei, não há sequer outra pintura a óleo que o retrate. Prova do primeiro aspecto é a frase com que um dos historiadores consultados termina o seu artigo: *A figura política do cardeal da Mota ainda não foi devidamente estudada (Cordeiro, 1981).* Não encontro razões para esse silêncio biográfico: não foi um personagem relevante? Os seus sucessores ofuscaram-no? Pois bem, talvez com a história que mostro abaixo eu preencha uma lacuna na história ibérica do século XVIII. E se eu não conseguir, pelo menos passaremos um bom bocado de tempo a falar de história.

Peço aos portugueses que perdoem a minha ousadia em intrometer-me nos seus assuntos, embora, na época em que o cardeal viveu, os mesmos fossem quase tanto seus como nossos. E

[4] N.T. O autor está a referir-se ao quadro como se encontrava antes do restauro e desconhecia a imagem da pintura original (com mazelas, mas bem perceptível mostrando que o retratado tinha, de facto, cerca de 40 anos) e que corresponde à descrição que aqui foi feita relativa à idade mais jovem do Cardeal. Ele foi nomeado cardeal aos 42 anos, estando com as respectivas vestes no retrato, tinha pelo menos esta idade.

também peço desculpas aos historiadores por invadir o seu terreno.

Duas advertências: 1) nos documentos manuseados, o apelido do nosso personagem aparece indistintamente *como Mota, De Mota, Da Mota, Motta, Da Motta,* ligado a João ou a Cardeal ou Cardenal. Para efeitos deste artigo escolhi o termo Mota, ou da Mota, pois esta é a forma utilizada pelo Dr. Cordeiro no *Dicionário da História de Portugal,* tal como é citado na Bibliografia.

CAPITULO III

O CONTEXTO: PORTUGAL NO TEMPO DO CARDEAL DA MOTA

João da Mota e Silva, segundo todas as fontes, nasceu em Castelo Branco a 14 de Agosto de 1685; morreu em Lisboa a 4 de Outubro de 1747. Parece oportuno que, para julgar os seus contributos para a história do seu país e, portanto, para a da Europa, seja indispensável um conhecimento mínimo da vida social e política de Portugal naqueles anos. Como já disse, não sou historiador e, portanto, a minha autoridade para tratar desse assunto não vai além do que um amador interessado e bem-intencionado pode possuir. Eu só quero encaixar o personagem no tempo dele para que possamos conhecê-lo melhor.

Em síntese, o tempo do Cardeal da Mota foi marcado por várias circunstâncias essenciais: os conflitos armados em que Portugal participou, sobretudo durante a adolescência e juventude; a exploração das riquezas ultramarinas, principalmente as do Brasil; a influência da Igreja, especialmente do Santo Ofício; o absolutismo do rei; e a dissociação entre esplendor e cultura. Na realidade, nenhuma destas circunstâncias era específica de Portugal, embora, como se verá em breve, houvesse algumas nuances claramente diferenciadoras. Por exemplo, Portugal sofreu uma maior influência externa dos países anglo-saxónicos, especialmente da Inglaterra, o que não só nunca aconteceu em Espanha como, pelo contrário, os ingleses foram o império concorrente. Mesmo assim, e como se verá mais adiante, Portugal teve de enfrentar a Inglaterra na defesa dos territórios ultramarinos.

Os conflitos bélicos

Na Europa do século XVIII, os conflitos armados estiveram basicamente condicionados por duas causas: as sucessões ao poder monárquico e a exploração dos recursos ultramarinos. Não há dúvida que, em ambos os casos, ainda que a versão pública fosse outra, a causa essencial era de natureza económica. Apenas em terceiro lugar, e quase anedoticamente, os rescaldos da luta contra o Império Otomano ainda estavam presentes. Os vinte anos anteriores à chegada de João da Mota ao mundo tinham sido especialmente difíceis para Portugal. E assim permaneceram até cerca de trinta anos depois daquele celebrado dia.

Recorde-se que, desde Filipe II, Portugal tinha estado sob domínio espanhol, situação que perdurou até 1668,[5] altura em que aquele jugo, então nas mãos do malfadado Carlos II, foi definitivamente repelido. O conflito começara quase trinta anos antes, em

---

[5] N.T. Costumamos dizer que o domínio filipino foi de 1580 a 1640. De facto, em 1 de Dezembro deste último ano foi proclamada a independência de Portugal e em 15 desse mês foi aclamado rei de Portugal D. João IV. Porém, como seria de esperar, Espanha não reconheceu de imediato essa situação. Como muito bem se explica no texto, seguiram-se as guerras da Restauração, com operações sérias só depois de 1663, cujos objectivos não foram atingidos pelos espanhóis. Assim, o Reino de Portugal voltou a ser reconhecido em 1668 com o Tratado de Lisboa, assinado em nome de Afonso VI de Portugal e Carlos II de Espanha.

Dezembro de 1640, quando uma revolta de conspiradores, incluindo João Pinto Ribeiro, havia entronizado violentamente o duque de Bragança, neto de Dona Catarina de Bragança, com o nome de D. João IV. Isso levou à denominada "Guerra da Restauração" com a Espanha, que naquela época estava inoportunamente enredada na Guerra dos Trinta Anos, e, portanto, não podia prestar muita atenção ao conflito imprevisto com o vizinho Portugal. Durante esses anos, a guerra ocorreu com várias batalhas que serviram aos lusitanos para treinar as suas tropas e se fortificar. Quando a Espanha finalmente se livrou da guerra europeia, através da assinatura do Tratado dos Pirenéus, em 1660, o seu objectivo bélico era restaurar a ordem em Portugal. Tarde demais, porém, porque os portugueses já haviam contratado militares europeus profissionais e se armado adequadamente. Claro que tinham uma desvantagem que os espanhóis não aproveitaram suficientemente, já que nessa altura D. João IV tinha morrido (em 1656). Durante a Regência de Dona Luísa de Gusmão, o governo foi mantido com certa firmeza, já que o sucessor, Afonso VI, era um jovem fraco e doente, casado com a francesa Maria Francisca Isabel de Sabóia, parente de Luís XIV; no entanto, Dona Luísa foi enviada para um convento por outro seu filho e morreu afastada do poder em 1666.

Aparentemente, isso foi feito a mando do ambicioso conde de Castelo Melhor, que se tornou primeiro-ministro e que, dada a fragilidade do rei e do Estado, conduziu o país até quase ao fim da guerra contra a Espanha. O casamento do infeliz Afonso com a francesa tinha sido simplesmente uma manobra da nobreza para conquistar o apoio da França na guerra iminente contra a Espanha. Mas foi uma manobra infeliz, pois Afonso era impotente, o que representava um perigo para o futuro da coroa. Assim, rapidamente, os nobres fizeram-no renunciar em favor de seu irmão Pedro e mandaram o conde de Castelo Melhor para o exílio, conseguindo também, por razões óbvias, que a Igreja declarasse nulo o seu casamento com a francesa. O surpreendente foi que Pedro acabou por se casar com a sua cunhada, a francesa, e governou como regente até a morte do infeliz Afonso em 1683, que tinha sido deportado para os Açores.

Pedro passou a ocupar o trono com o nome de D. Pedro II. Caro leitor: que óptimo tema para uma "revista cor-de-rosa"!

Finalmente em 1668 foi assinada a paz com a Espanha, que foi obrigada a reconhecer a independência de Portugal. Por isso, João da Mota veio ao mundo no início do reinado de D. Pedro II, apenas 17 anos depois de Portugal ter sido senhor dos seus destinos. Mas as coisas também não estavam calmas em Espanha e a sua instabilidade ia arrastar Portugal para outra guerra. De facto, Filipe IV morrera em 1665 – três anos antes da independência de Portugal – e fora sucedido por Carlos II, *O Enfeitiçado*, outro infeliz, que morreu em 1700, sem descendência, o que causou um imponente conflito sucessório. Se levarmos em conta o que a Espanha representou no concerto - politicamente desafinado - das nações, tomar a coroa espanhola vazia era um desejo explicável. Deste modo, Pedro II de Portugal reivindicou para si o direito ao trono espanhol (dizia ser descendente na sexta linha dos Reis Católicos), mas o mesmo aconteceu com Luís XIV de França e o imperador Leopoldo da Áustria. Estes últimos não o queriam directamente para si, pois viviam bem nas suas respectivas propriedades, mas queriam-no para parentes que lhes eram extremamente leais. Tais parentes eram o duque de Anjou, D. Filipe, no caso do francês; e o arquiduque Carlos, no do austríaco.

Como aparentemente Carlos II dispôs isso no seu testamento, o neto de Luís XIV, Filipe de Anjou, subiu ao trono sob o nome de Filipe V, em 1701. Mas é claro que o imperador austríaco Leopoldo não aceitou essa solução e começou a guerra em favor do seu pretendente, o arquiduque Carlos. Nessas circunstâncias, a força de sangue do português para reivindicar o trono espanhol era muito fraca e isso fez que ele repensasse a sua ambição de poder. Assim, inicialmente, Portugal alinhou-se com a França, que favoreceu Filipe de Anjou, mas mais tarde, percebeu que teria de se haver no mar, tão decisivo para os seus negócios, com as frotas dos outros contendores, especialmente as da Inglaterra e da Holanda; assim, finalmente, em apoio ao arquiduque Carlos, juntou-se ao que veio a ser conhecido como a Segunda Grande Aliança: Inglaterra, Dinamarca, Holanda e Áustria. Para isso, D. Pedro II assinou, através do seu embaixador, o Tratado de Methuen em 1703[6] e iniciou a guerra contra a Espanha e a França, que duraria oito anos. No entanto, D. Pedro morreu dois anos depois e seu filho João V subiu ao trono em Janeiro de 1707,

---

[6] N.T. Este importante tratado é mais referido, em Portugal e internacionalmente, em Economia, a propósito das consequências económicas (boas para os vinhos, especialmente o vinho do Porto, péssimas para as manufacturas têxteis, de Norte a Sul) e de uso teórico posterior. O economista clássico David Ricardo deu este acordo como exemplo na sua teoria das vantagens comparativas (em 1817), segundo a qual os dois países ficariam a ganhar com a especialização na produção das mercadorias em que tinham mais vantagens: a Inglaterra em têxteis e Portugal em vinhos. Segundo a teoria, trocando essas mercadorias no comércio internacional, ambos os países ficariam mais ricos. Esta teoria pressupõe mercados perfeitos sem multinacionais monopolistas ou oligopolistas, nem outros enviesamentos e ignora se os preços internacionais são equitativos em termos de remuneração dos factores produtivos. Ora, a realidade é que os mais fortes determinam os termos de troca a seu favor. Isto lança alguma luz para entender por que Portugal não enriqueceu, em termos relativos.

quando tinha quase 18 anos; João da Mota tinha então 22 anos, ou seja, era quase contemporâneo do rei. Como se pode imaginar, D. João V seria uma figura decisiva na vida do cardeal.

A Guerra da Sucessão Espanhola foi dura; houve vários confrontos sangrentos nas fronteiras e especialmente em terras espanholas – historiadores dizem que foi um conflito europeu em terras espanholas – e embora o exército da Grande Aliança tenha chegado a Madrid e até proclamado o pretendente austríaco como rei, com o nome de Carlos III, o bloco franco-espanhol venceu com grande mérito os aliados em Almansa, equilibrando assim as forças e, sobretudo, abortando o projecto para que este Carlos se instalasse no trono espanhol. O desgaste dos contendores foi tal que os levou a assinar o Tratado de Utreque (1713 para a França; 1715 para a Espanha), em que a melhor parte foi tomada pela Inglaterra, que lutou de forma comedida e com menos desgaste. Uma má lembrança desse tratado pode ser encontrada na cessão de Gibraltar aos ingleses, que já ocupavam desde 1704, e da colónia de Sacramento (boa parte do actual Uruguai) aos portugueses; Menorca também havia sido cedida aos ingleses, que a haviam tomado em 1706, embora mais tarde tenha sido recuperada.

A partir da assinatura desse tratado, iniciou-se um período de tranquilidade, embora as relações com a Espanha fossem mais de tensa e resignada convivência. Não se deve esquecer que o Tratado de Tordesilhas, assinado pelos Reis Católicos, que dividiu o mundo em português e espanhol, havia sido esvaziado de conteúdo com o estabelecimento do império universal de Filipe II. Desta forma, quando Portugal recupera a sua independência, reivindica as suas possessões e até tenta expandi-las pelo recurso ao "aqui te apanho e te mato". De facto, esteve na iminência de sofrer golpes em vários momentos e certamente a circunstância de o filho mais novo de Filipe V, o príncipe Fernando (que viria a reinar como Fernando VI) se ter casado em 1729 com D. Bárbara de Bragança, filha de D. João V de Portugal,[7] apaziguou os ardores bélicos lusitanos. Isto apesar de Fernando não só não ter participado nas tarefas do governo até à morte do seu pai, como também ter sido forçado a afastar-se delas, em Badajoz, provavelmente a mando de Isabel de Farnesio, sua madrasta. Pelo menos neste caso, os confrontos que ocorreram foram fora da pele do touro, o que foi um alívio para a sociedade ibérica. Finalmente, em 1750, foi assinado o Tratado de Madrid, no qual a Espanha, seguindo a sua tradicional má capacidade de negociação, cedeu a Portugal esplêndidas possessões no Brasil.

---

[7] N.T. Foi a sumptuosa "Troca das Princesas", nome dado às cerimónias do duplo casamento da Infanta espanhola Mariana Vitória com o herdeiro do trono português, José, Príncipe do Brasil, e de seu meio-irmão mais velho Fernando, Príncipe das Astúrias, com irmã de José, a Infanta Bárbara de Bragança, em 1729, assistindo enorme multidão aglomerada nas margens do rio Caia.
Os príncipes herdeiros encontraram-se numa ponte-casa de madeira construída por cima do curso fluvial. Nas duas margens, em território português de Elvas e em território espanhol de Badajoz, foram construídos pavilhões para se comemorar os casamentos cuja apresentação e entrega das princesas aconteceu a 19 de Janeiro de 1729. No contexto de um cerimonial protocolar rigoroso, apresenta-se a 19 de Janeiro na raia junto ao Caia a princesa D. Maria Bárbara de Bragança (filha de D. João V e futura rainha de Espanha) ao príncipe herdeiro de Espanha, futuro Fernando VI (filho do monarca espanhol D. Filipe V). E também seguindo o mesmo acordo une-se o príncipe herdeiro de Portugal e irmão de D. Maria Bárbara – trata-se de D. José I – à princesa espanhola D. Mariana Vitória de Bourbon futura rainha de Portugal (filha de Filipe V), comemorando-se ali os tratados matrimoniais feitos por procuração em 1727. (cf. Tiago Matias, licenciado em Estudos Europeus - Faculdade de Letras de Lisboa)
Esteve presente o retratista francês Jean Ranc, que trabalhava para a Corte de Madrid, tendo retratado *in loco* D. João V, a princesa D. Bárbara de Bragança, o príncipe D. José, pintor esse que ficou em Lisboa até 1730, eventualmente para concluir os trabalhos, e interrogo-me se o Cardeal da Mota não aproveitou a ocasião para ser também retratado.
Em 24 desse mês morreu em Madrid o Marquês de Mirabal, com dificuldades financeiras, que fora a segunda figura de Espanha a seguir ao Rei, mas caiu em desgraça, foi demitido de Presidente do Conselho de Castela (uma espécie de parlamento que apoiava o Rei na governação) e não veio às cerimónias e festejos que duraram cerca de oito dias. O curioso é que não se conhece nenhum retrato do Marquês mas o do Cardeal, objecto do presente livro, foi pintado por cima dum retrato deste marquês, o que se descobriu pelas fotos de raios infravermelhos nos recentes trabalhos de restauro.

Outro foco dos conflitos foi a ameaça otomana contra o cristianismo e Portugal não poderia ficar indiferente. Embora alguns historiadores tenham minimizado a sua intervenção, afigura-se exacto que o monarca tenha decidido mostrar publicamente a sua bravura política e o seu poder naval e bastou que o Papa tivesse pedido ajuda, para que ele ordenasse incursões no Mediterrâneo, uma delas com uma frota, ao que parece não muito numerosa, mas bem equipada. Juntamente com a armada veneziana, conseguiu em Julho de 1717, uma vitória retumbante e histórica nas imediações do Cabo Matapan. Além do prestígio perante as nações europeias, a vitória serviu para facilitar a elevação da Sé de Lisboa à categoria de Patriarcal.[8]

De qualquer forma, após o Tratado de Utreque, o espírito bélico dos portugueses parecia amainar e D. João V conseguiu manter a neutralidade até à sua morte. Por isso, o Cardeal da Mota pôde viver em paz aceitável por quase trinta anos, vigiando sempre os espanhóis pelo canto do olho.

A exploração dos recursos ultramarinos

Desde meados do século XVII, Portugal sofria de uma grave depressão económica.

Tinha escassos recursos para defender as suas possessões distantes no Oceano Índico, constantemente assediadas por

[8] N.T. Uma versão negando, implicitamente, a presença portuguesa na batalha de Matapan foi escrita por JM Pereira da Silva em *A história e a legenda*, Rio de Janeiro, 1893, cujo texto, porém, evidencia um objectivo de denegrir a monarquia, aparentemente, em contexto de propaganda republicana, que existia em Portugal naquela época.

corsários enviados pelas coroas inglesa e francesa. Moçambique, Goa, Diu, Cochim, Colombo, Macau foram praças deixadas à livre vontade de corsários estrangeiros; e na costa ocidental africana, Angola, fonte de escravos para a América e a Europa, foi alvo de idênticas agressões por parte da Inglaterra e da Holanda; Cabo Verde, porto de grande importância comercial estratégica, não oferecia resistência aos navios que ali circulavam. Até o próprio Brasil foi alvo de muitos dos ataques de corsários franceses, ingleses e holandeses. Nestas circunstâncias, era praticamente impossível encontrar armadores que pudessem transportar madeira, tabaco, especiarias ou outros recursos naturais do exterior. Na verdade, os parcos recursos que chegavam ao porto eram usados apenas para pagar os salários e pensões dos funcionários públicos e quase não eram suficientes.

Como exemplo da situação, em 1657, o Conselho de Finanças, segundo Hermano Saraiva, comunicou ao rei o seguinte: "Os particulares, sobrecarregados de contribuições, não podem ajudar com mais. E o que é pior, os seus espíritos estão lamentavelmente abatidos, tristes e desconsolados. Os vassalos leais de Sua Majestade, cercados por todos os lados pelos inimigos mais poderosos, encontram-se sem um exército em terra, sem um exército no mar. Já não esperam melhoras, entendendo que os ministros da V.M. não têm cuidado nem tentam tê-lo... ninguém tem qualquer deferência pelo que é nosso, e somos tratados como alguém que vive no mundo à mercê de outras nações."

A navegação a partir do Brasil representava um perigo constante para a marinha civil portuguesa e exigia o uso da força armada para protegê-la de ataques de corsários, o que, por sua vez, encarecia os produtos. O jesuíta Padre António Vieira, uma das mentes mais esclarecidas da época, depois perseguido pela Inquisição, sugeriu atrair o capital dos judeus portugueses espalhados pela Europa para investir na Companhia do Brasil, protectora do tráfego marítimo com aqueles territórios. Em troca, a Inquisição não confiscaria os seus investimentos na empresa, o que, logicamente, provocou uma iracunda reacção interna e o abandono do projecto.

Não lhe faltavam outros bons conselheiros da coroa, como Duarte Ribeiro de Macedo, que compôs um *Discurso sobre a Introdução das Artes no Reino* (as artes, neste caso, são fábricas). Alguns dos conselhos, obtidos principalmente a partir dos projectos que estavam sendo desenvolvidos na França, foram acolhidos por alguns comerciantes inteligentes, mas na maioria das vezes caíram em saco roto.

O Tratado de Methuen melhorou um pouco as coisas. Assim, a Inglaterra iniciou a importação em larga escala de vinho do Porto e da Madeira, em detrimento do vinho das Ilhas Canárias. Para isso, os ingleses seguiram o modelo que já haviam colocado em prática nas Ilhas Canárias, ou seja, importar vinho em troca de tecidos, mas não prata. No Porto, foi criada a chamada *Factory*, que cuidava de todos esses negócios. O facto de apenas tecidos serem importados era prejudicial para a própria indústria de lã e, além disso, significava que apenas os comerciantes enriqueciam, sem que a riqueza chegasse ao povo, que acabava tendo que comprar os tecidos importados para cobrir o seu corpo. A situação mudou radicalmente depois de 1699.

A chegada do ouro

Havia alguns anos que a uns quatrocentos quilómetros da costa brasileira, em Rio das Velhas (actualmente Minas Gerais), havia sido descoberto ouro aluvial, que se podia recolher em superfície e em grandes quantidades. Isso significou riqueza imprevista de grande magnitude. Posteriormente, outras jazidas de ouro foram descobertas em diversas áreas do interior, mobilizando inúmeros grupos de colonos e aventureiros. A capital, São Salvador da Baía, foi transferida para o Rio de Janeiro, porto de onde partiam os navios para a Europa. E em 1699 chegaram a Lisboa os primeiros 500 kg de ouro, que atingiriam a quantidade de 25.000 kg em 1720. Isto foi uma revolução económica que até mudou o preço do ouro na Europa.

As minas de ouro eram operadas por particulares que tinham que pagar altos impostos à Coroa: nada menos que um quinto do metal arrecadado. Pode-se imaginar que as artimanhas para sonegar o pagamento de impostos abundavam por toda parte e obrigavam a Administração a vigiar rigorosamente esses negócios para arrecadar os valores previstos.

De qualquer forma, os diamantes, cuja exploração também começou no Brasil após a do ouro, e especialmente a desse metal, representaram uma enorme injecção de recursos para a coroa portuguesa. Como já foi dito, D. João V tinha decidido manter a neutralidade de Portugal nas guerras europeias, em que Espanha, pelo contrário, continuava envolvida e não com sorte, diga-se de passagem. Houve, portanto, a oportunidade de iniciar um período de melhoria nas estruturas sociais dos lusitanos: havia bons conselheiros, tranquilidade e ouro.

No entanto, esses recursos não foram usados da maneira esperada. Dom João decidiu gastar enormes somas de dinheiro em duas direcções imprevistas: fortalecer as relações da Coroa com a Santa Sé e desperdiçá-las com pompa e ostentação semelhantes às da corte francesa, da qual era fervoroso admirador. É inegável que, inspirado por suas relações com a Inglaterra e seus aliados em Methuen, D. João V usou parte das suas finanças para fundar órgãos culturais, como a Academia de História, e cientistas, mas num montante muito distante do que então era usado na época pela Inglaterra, Holanda, França ou pelos próprios vizinhos espanhóis. Tenhamos em consideração que Coimbra e Évora eram as únicas universidades portuguesas capazes de conferir o grau de Doutor em Teologia e Artes, e Coimbra a única em que os estudos médicos podiam ser prosseguidos.

Em abono da verdade, temos de ressalvar desta crítica negativa a execução do Projecto do Aqueduto das Águas Livres, que trouxe água à Lisboa sedenta, a única obra social que vale a pena mencionar, sem esquecer que a contribuição do povo através de novos impostos era essencial.

Do exposto pode deduzir-se que, apesar do seu absolutismo, o monarca português era sensível aos iluminados, os *estrangeirados*, mas estava moralmente manietado pela Igreja e fascinado pela pompa francesa. É precisamente o extraordinário poder económico e temporal da Igreja que vou agora dar algumas pinceladas.

O poder da Igreja

Foi dito que o Tratado de Methuen criou uma relação comercial interessante com a Inglaterra, os Países Baixos e a Dinamarca. Isso teve um impacto bem definido em outras áreas do tecido social, especialmente no interesse em promover o desenvolvimento cultural e científico. Mas esse impacto afectou apenas pequenos alvos cujos círculos de expansão eram excessivamente restritos e distantes das pessoas, que, portanto, continuavam a ser incultas e pobres. Em grande medida, as restrições foram impostas pelo clero muito poderoso, que tinha no Santo Ofício o seu braço armado e omnipotente. Naturalmente, qualquer uso de dinheiro fora dos seus interesses era mal visto e forçava o rei a refrear os seus desejos de renovação intelectual. Foi, no entanto, uma situação paradoxal, uma vez que as exigências de renovação vinham em grande parte dos clérigos formados em Coimbra, o que não impediu que alguns deles fossem perseguidos, julgados e queimados pela Inquisição, quando as denúncias o exigiam: nem mesmo o rei tinha poder suficiente para protegê-los. É o caso do Padre António Vieira, assim como do Padre Bartolomeu de Gusmão e de tantos outros clérigos que tiveram de fugir da sua terra natal indo enriquecer o conhecimento científico doutras nações.

Na opinião de quem isto escreve, o juízo universal que a atroz Inquisição merece ainda não foi feito. A Igreja não pode continuar a chamar-se Esposa do Salvador, como afirma a mística, enquanto não tiver excomungado os astutos inquisidores que só se interessavam pelo poder económico e temporal, assassinando quem quisessem. Quantos santos e reis seriam retirados dos seus pedestais se a justiça fosse feita!

D. João V era um rei absolutista que governava sem outro apoio que não fosse o dos seus conselheiros privados. Mas uma parte da nobreza considerava-o um "par" e tinha um respeito limitado por ele. Talvez por isso, e por uma questão de cultura, o seu governo estivesse principalmente nas mãos dos eclesiásticos; os seus secretários de Estado e ministros, quase todos cardeais, foram nomeados por ele mesmo e depois confirmados pelo Papa.

Para além do revoltante e horrendo auto-de-fé a que o próprio monarca se sentiu obrigado a assistir, a influência da Igreja sentiu-se mais benévola noutras iniciativas, embora nunca tenha dado pontos sem nó. De todos eles, a construção do Convento de Mafra, a que muitos chamaram *Escorial Português*, merece particular atenção.

Segundo parece, após alguns anos de casamento, o casal real permanecia sem filhos, o que representava um sério problema para o futuro da monarquia. Nessas circunstâncias, o Rei recebeu a visita de um frade franciscano que lhe garantiu que, se construísse um grande convento dedicado a Santo António, a Rainha engravidaria.

O Rei fez a promessa de construí-la, e, de facto, em poucos meses Dona Maria Ana tinha engravidado, embora a criança gerada fosse uma fêmea; depois, de facto, deu-lhe dois filhos, Pedro, que morreu pouco tempo depois de nascer e José, que lhe sucederia. A verdade é que o Rei decidiu cumprir a sua promessa expropriando uma colina (o Alto da Vela) na pequena vila de Mafra, a cerca de 60 quilómetros de Lisboa.

As obras no convento de Mafra começaram em 1717 e foram concluídas em 1750, embora a basílica tenha sido aberta para culto em 1730. O projecto foi obra do arquitecto alemão Ludwig (Ludovici nos anais portugueses) e incluiu um palácio real, um convento para 300 religiosos e quase 1.300 dependências, ocupando tudo uma área de cerca de 4.000 metros quadrados. Quase todo o Portugal participou na sua construção, com homens recrutados à força, perto de 45.000, vigiados por 7.000 soldados. Com excepção da pedra, o resto dos materiais e ornamentos veio de fora. Da mesma forma, os artistas, capatazes e mestres construtores vieram da Itália, Holanda, França e muito poucos de Espanha.

Com as naturais reservas devido ao seu carácter puramente literário, vale a pena mencionar a descrição desta obra feita pelo Nobel português José Saramago, em seu *Memorial do Convento*, que é leitura recomendada para todos os interessados no assunto. É uma verdadeira fonte de imagens e ideias escritas no seu estilo genuíno.

De real importância histórica é a obra de Frei João de São José do Prado, intitulada *Monumento Sacro da Fábrica e Soleníssima Sagração de Santa Basílica do Real Convento de Mafra*, publicada em Lisboa em 1751. Aí se expões uma lista exaustiva de todo o material que compunha o enxoval do convento, bem como aqueles que compareceram à sua inauguração e os funcionários que trabalharam na obra. O custo económico era simplesmente incalculável.

É claro que nem todo o poder pertencia à Igreja. Além dela, embora de valor reduzido, havia um pequeno número de civis que rodeavam o monarca; sem nunca conseguirem a sua aprovação

definitiva, representaram a influência da sociedade civil no governo do país: Alexandre de Gusmão, Luís da Cunha e Sebastião de Carvalho, futuro Marquês de Pombal, são exemplos notáveis disso.
Paradoxalmente, apesar da perseguição da Inquisição, a alta sociedade portuguesa vivia num clima sórdido de corrupção, que afectava sobretudo a esfera sexual. Os conventos estavam cheios de moças, quase todas filhas de nobres, que haviam sido trazidas para lá por seu comportamento "atípico". Ali afluíam jovens nobres e até o próprio monarca, para desafogar os seus instintos reprodutivos. Aparentemente, a Coroa e uma parte da hierarquia eclesiástica fechavam os olhos. Dir-se-ia que, enquanto não tocassem em assuntos pecuniários ou políticos, os pecados eram veniais.

A cultura, a arte e as ciências

Não posso concluir este breve resumo do Portugal da época sem apresentar alguns dados sobre o momento cultural vivido naqueles anos.
Já foi dito que as relações de Portugal com os países anglo-saxónicos e com a França foram uma injecção renovadora nas mentes mais sensíveis e cultivadas. Grande parte da iniciativa partiu também de muitos dos portugueses que estiveram em missões privadas ou públicas no estrangeiro, como Cunha Brocado, Cavaleiro de Oliveira, Luís da Cunha, Alexandre de Gusmão, etc., ou os já referidos Ribeiro Sanches e António Vieira. Todos esses intelectuais, conscientes da necessidade de introduzir

reformas na sociedade portuguesa, ficaram conhecidos como *estrangeirados*, não sem escárnio por parte da nobreza inculta. A atitude deles, regida pelo iluminismo, empirismo e utilitarismo, acabaria por dar frutos, embora isso demorasse muitos anos para acontecer. Eram inimigos ferrenhos dos jesuítas, incumbidos da educação pré-universitária e sujeitos à filosofia aristotélica. Os *estrangeirados* defendiam a experimentação e a formulação de leis pela via indutiva. Nesse sentido, Bacon e Newton foram modelos a seguir.

Deste modo, mesmo por pedantismo, muitos nobres adquiriam termómetros, câmaras ópticas, barómetros, quase sempre da Inglaterra, sem saber muito bem para que serviam. Os primeiros pára-raios foram instalados e o padre Bartolomeu de Gusmão construiu a sua passarola, o pássaro voador tão magistralmente descrito por Saramago na obra citada, que, perseguido pela Inquisição, se refugiou em Toledo, onde morreu louco.

O ensino universitário também parecia despertar graças a Verney, que escreveu o *Verdadeiro Método de Estudar* (1746), que serviu de guia para futuras reformas.

No que diz respeito à medicina, a Professora Braga, da Universidade de Lisboa, enviou-me um interessante artigo em que compara a medicina popular e a medicina académica do século XVIII português. Trata-se de um documento-chave que demonstra o baixo nível da ciência médica portuguesa, ainda dominada pelas clássicas doutrinas galénicas e hipocráticas. O facto de existir apenas uma faculdade de Medicina em Coimbra dificultou a proliferação de profissionais qualificados. Tanto o Rei como os espíritos mais empreendedores sentiram a necessidade de acometer reformas urgentes dos currículos, bem como de adquirir fontes bibliográficas modernas correntemente usadas nas nações europeias. A construção de duas grandes bibliotecas, uma em Coimbra e outra, impressionante, em Mafra, foram conquistas importantes para a época. Da mesma forma, D. João V criou a Real Academia Portuguesa de História, que recorreu a métodos renovados de investigação e passou a publicar trabalhos baseados nas suas descobertas.

A arte, em geral, foi, sem dúvida, a grande beneficiária da época. O ouro brasileiro, força motriz por trás de todos os esplendores da coroa, permitiu a contratação de um grande número de artistas, preferencialmente italianos e franceses, embora se dedicassem principalmente à ornamentação de monumentos sagrados. Nicolau Nasoni, italiano, foi um dos artistas mais notáveis da época. Do Porto, onde se instalou, dirigiu a construção de um grande número de igrejas, solares e monumentos. Por outro lado, em Mafra instalou-se o pintor Giasti, também italiano, que criou um poderoso grupo de discípulos ao seu redor. Finalmente, a música contou com a presença de Domenico Scarlatti, filho de Alessandro Scarlatti, como mestre da Capela Real e professor de teclado da Infanta; os italianos e portugueses Francisco António de Almeida, António José da Silva, que morreu na fogueira, e Carlos Seixas, foram os músicos mais importantes do período.
D. João V morreu em 1750, três anos depois de João da Mota. O monarca havia sofrido uma embolia cerebral oito anos antes, que causou hemiplegia esquerda. Apesar das curas nas Caldas da Rainha e dos cuidados dos médicos mais famosos, o monarca acabou por falecer, louvado por multidões. Infelizmente, muitos dos documentos e arquivos de grande valor guardados em Lisboa desapareceram com o grande terramoto e subsequente tsunami que devastou a cidade e grande parte da costa ibero-atlântica em 1755.

CAPÍTULO IV

SUA EMINÊNCIA O CARDEAL JOÃO DA MOTA

Para escrever o que constitui o cerne desta obra, utilizei como guião básico a descrição de "SILVA, João da Mota e, Cardeal da Mota", do *Dicionário de História de Portugal* editado por Joel Serrão e publicado em 1981. Este artigo, que ocupa única e exclusivamente as duas colunas de uma página do Dicionário, foi da autoria de Maria Emília Cordeiro Ferreira, segundo uma nota à margem escrita no documento pela professora Isabel Braga, da Faculdade de Letras da Universidade de Lisboa (que foi quem gentilmente me enviou este documento). Ao documento base acrescentei várias contribuições, principalmente fruto de pesquisas digitais, algumas delas certamente interessantes, que anexei ao documento inicial.

Creio que a biografia de João da Mota pode ser dividida cronologicamente em três períodos: um período de relativo silêncio documental, que chega aproximadamente a 1727, e no qual a Coroa se aproximou dele e culminou com a sua nomeação como cardeal; um segundo período desde essa nomeação até à sua promoção a primeiro-ministro em 1737, pelo qual ele se tornou o principal conselheiro pessoal do rei; e uma fase final que termina com a sua morte em 1747, em que ele desenvolve o seu trabalho de governo, e na qual, além disso, é claro, emergem adversários que lançam uma sombra sobre os últimos anos de sua administração.

Primeira etapa: formação e chegada ao poder

Como já foi referido atrás, João da Mota e Silva nasceu em Castelo Branco (que era vila, hoje cidade a Norte de Lisboa, não muito longe de Coimbra) a 14 de Agosto de 1685 e faleceu em Lisboa a 4 de Outubro de 1747. Isso é afirmado em todas as fontes documentais analisadas, excepto duas, que indicam 1691 e 1701 como os anos de seu nascimento. Para ter a certeza, portanto, da data exacta do seu nascimento, bem como da sua história familiar e local e data do seu baptismo, contactei o *Arquivo Distrital de Castelo Branco*, onde pesquisaram diligentemente nos microfilmes dos livros de registo paroquial da Igreja de Santa Maria e para minha surpresa não encontraram qualquer entrada baptismal de uma pessoa com tais apelidos.

Sugeriram que eu consultasse o *Arquivo Distrital de Lisboa* onde possivelmente se localizam os arquivos paroquiais da Igreja de São Miguel da Sé, outra paróquia de Castelo Branco onde João provavelmente fora baptizado.
O meu pedido de pesquisa a Lisboa teve pior sorte e não consegui informação, apesar da minha insistência e do tempo decorrido.

No entanto, agora, por ocasião desta segunda edição, em português, essa questão foi resolvida, como pode ser visto na valiosa nota de rodapé do Editor.[9]

De outras indagações que pude fazer, o apelido Mota e Silva era relativamente comum na região;[10] há escritores e várias famílias registadas com ele na zona de Aveiro e também mais a sul, em Elvas. Além disso, deve-se notar que o nosso cardeal nada tem a ver com outro cardeal Mota, brasileiro, contemporâneo, bispo de São Paulo, que deu o seu nome a um colégio e a várias ruas e praças de São Paulo, a quem é atribuído o nome de Brasília para a capital daquela República.

Deve-se considerar, também, a existência de um irmão mais velho de João, chamado Pedro, que se tornou cónego, e que teve uma relevância extraordinária na corte de D. João V. Mas, como veremos mais adiante, Pedro era um personagem de menor requinte intelectual e, além disso, dotado de um carácter rancoroso.

A única informação sobre a família de João é-nos dada por Serafim de Faria nas suas *Notícias de Portugal*, onde nos informa

---

[9] N.T. As datas estão correctas. Efectivamente, os livros de assentos de baptismo da Sé de Castelo Branco foram enviados em tempos antigos, não se sabe porquê, para Lisboa, em cujo Arquivo Distrital se encontram. Quando foi escrita a edição espanhola desta obra, ainda esses livros não estavam digitalizados e disponíveis em linha na internet, daí as dificuldades que o Autor teve e descreveu. Entretanto passaram a estar disponíveis na internet e descobri o baptismo do Cardeal da Mota, em https://digitarq.arquivos.pt/viewer?id=4803974 registo PT-ADLSB-PRQ-PCTB05-001-B2_m0120.tif, que também tinha sido identificado pelo Dr. André Gonçalves na mencionada palestra e cuja transcrição do original, de difícil leitura, se reproduz no final da presente edição. Ambos enviámos esse documento ao Autor.

O assento diz que João, filho de Amaro Dias e de sua mulher Maria dos Santos, nasceu em 14-08-1685 e foi baptizado pelo Vigário Fr. João Marques em 20-09-1685. Foram padrinhos João Freire Corte Real e sua filha Isabel Freire Corte Real.

À margem do registo escreveram depois do falecimento " Foi Cardial da Stª Igrª. de Roma e Primº. Ministro deste Reyno de Portugal reynando o Sr. D. João 5º".

[10] N .T. Vê-se pelo assento que os apelidos não são estes. O apelido Mota foi decerto adoptado quando foi investido Cardeal, o mesmo sucedendo com Silva.

que veio de uma família "vulgar", mas não temos dados que o confirmem.[11] Pelo contrário, a julgar pelos seus apelidos, os padrinhos eram pessoas de alto nível social. Como veremos mais adiante, ele tinha um sobrinho que ocupava um alto cargo militar na administração brasileira, aparentemente graças à influência política do seu tio, sem que saibamos de mais nada.

Destaca-se ainda que na lista biográfica dos cardeais portugueses descrita pelo já referido Severim de Faria, em 1791, é feita menção à filiação e antepassados de todos eles, excepto o de João da Mota. É difícil saber as razões desta genuína e importante lacuna biográfica, que afecta não só João, mas também o seu importante irmão Pedro.

Consta em todos os documentos que estudou Teologia na Universidade de Évora e mais tarde na Universidade de Coimbra, onde recebeu o grau de Doutor. Também não temos documentos confiáveis que confirmem as datas e outros detalhes desses episódios da sua vida. Pesquisando, porém, na Direcção-Geral de Arquivos encontrei dois documentos datados de 1716 e 1717 relativos às Mercês do rei D. João V entregues a João da Mota, que bem poderiam corresponder a uma das nomeações de que beneficiou, entre outras a de Cónego da Colegiada de São Tomé,

---

[11] N.T. Pelos nomes dos pais de João que constam no baptismo vê-se que eram gente modesta, que se pensa que estavam ao serviço do Bispo da Guarda. Mas os padrinhos eram duma importante família com relevo na Corte de D. João V. Na palestra já citada, que originou a descoberta em Castelo Branco do presente livro espanhol, como se explicou no prefácio do Autor a esta edição, foi dito que esta família modesta era protegida pelo Bispo da Guarda, incentivando João a estudar, por lhe reconhecer muita inteligência. Quando o Bispo se mudou do Paço Episcopal de Castelo Branco para Évora, a família de João acompanhou-o e ele fez estudos na Universidade dessa cidade. Vi escrito numa recente dissertação de Mestrado que o Bispo da Guarda tinha sido padrinho de João da Mota, mas o assento de baptismo mostra que não. O erro decorre da fonte que o autor utilizou, onde viu tal afirmação (Cf. Henrique Maria C. R. de Carvalho Neto, *Os homens da confiança régia ao tempo de D. João V*, Dissertação de Mestrado em História Moderna e dos Descobrimentos, Faculdade de Ciências Humanas e Sociais da U.N.L., 2018, p.92).

nomeação que também é constantemente citada. Já enviei um pedido de informação ao Arquivo Central das duas universidades e estou aguardando notícias.

Como indiquei na introdução, Dom João V seguiu o modelo francês de incorporar clérigos de alta hierarquia no seu governo. O primeiro deles foi Dom Nuno da Cunha, cardeal e inquisidor geral desde 1712; não parece que fosse um homem muito lido, apesar de ter adquirido uma biblioteca de mais de 11.000 volumes, que segundo as más línguas nem sequer folheou, razão pela qual ficou conhecida como a biblioteca das "onze mil virgens" (qualificação de autoria atribuída ao futuro Marquês de Pombal).

Naqueles anos, João de Mota participava activamente em tertúlias intelectuais, "academias menores", das quais havia quase uma em cada esquina, já que os altos hierarcas eclesiásticos competiam entre si para organizá-las. Por exemplo, ele era um participante regular da de Monsenhor Firrão, Núncio de Sua Santidade, onde João expôs, parece que brilhantemente, e em latim, seus comentários sobre os concílios medievais. Um testemunho do assunto é dado pelo seguinte texto:

Neste fervor académico chega a Lisboa monsenhor Firrão, núncio extraordinário de S. Santidade, a trazer a el-rei as faixas, de que o papa fez presente para o recém-nascido príncipe, que depois foi rei, D. José. Como esperto romano, conheceu o novo núncio quanto el-rei e a gente principal se prezavam de cultores das letras; e como destro político quis (digamo-lo assim) 'fazer-lhe a corte', instituindo também no seu palácio uma academia. Foi o dia 24 de Agosto de 1715 o solene da sua abertura, com assistência do cardeal da Cunha, de monsenhor Bicchi, núncio ordinário em Lisboa, de alguns senhores da primeira qualidade, e dos religiosos mais doutos dos conventos da corte. Rompeu a conferência com uma oração, a que de seu tempo chamam eloquente, o conde da Ericeira D. Francisco Xavier de Menezes. Foram assunto da conferencia a historia, cânones e dogmas do concilio Niceno ..... ; 1.° sobre os cânones ao doutor João da Mota, cónego magistral da capela real; 2º sobre os dogmas ao padre João Lavares, da companhia de Jesus, resultor de casos em S. Roque, 3º sobre a história do dito concilio, ao padre Fr. José da Purificação, religioso da ordem de S. Domingos, lente de prima de teologia. Durou a academia até Setembro de 1716, em que monsenhor Firrão passou a núncio dos cantões suíços. Voltou ele depois a Portugal como núncio ordinário, e em seu tempo foi a ruptura de el-rei D. João V. com a Santa Sé.

Estas actividades académicas propiciaram ao nosso cardeal, ainda cónego, a tarefa de catalogar os livros de teologia que o rei havia comprado para a Biblioteca Real. E é muito provável que essa posição de bibliotecário o tenha ajudado a ser mais conhecido do rei. Nesse sentido, há relatos de que João já era conselheiro do rei em 1717, quando tinha pouco mais de trinta anos.

Não tenho informações concretas sobre como o rei se aproximou dele. Em teoria, era obrigatório que todos os clérigos de alto nível fossem conhecidos pela coroa, especialmente se ocupassem cargos na hierarquia eclesiástica, já que era o próprio rei quem os nomeava. No seu caso, João da Mota, como já referi, tinha sido nomeado cónego da Colegiada de São Tomé. Embora não tenha podido saber a data em que se deu essa nomeação, o cargo em questão não era qualquer coisa, uma vez que a Colegiada de São

Tomé era nada menos do que a capela real, que desde 1707 tinha adquirido o privilégio de ser uma igreja colegiada. Foi também sede do Patriarcado de Lisboa Ocidental quando D. João V conseguiu, em 1716, que o Papa Clemente XI emitisse a bula que dividia a capital portuguesa em Patriarcado e Arcebispado. Por isso, João da Mota exercia as suas funções nas proximidades do Rei, que, segundo Borges de Macedo, o nomeou membro do Conselho de Estado em 1717. E é evidente que estava a cumprir plenamente os seus deveres porque, por exemplo, por ocasião de uma viagem prevista pelo Rei, que queria fazer pela Europa para ganhar o respeito do velho continente, Mota considerou que era uma loucura, não só pelas despesas envolvidas, mas também porque se tratava de um mau negócio político. Mota propôs uma reunião urgente das cortes, já que elas tinham que votar sobre o financiamento da viagem, e a decisão foi desfavorável. Então o rei teve de desistir do seu projecto. Como consequência desse contratempo, o monarca sofreu uma depressão profunda, que o obrigou a retirar-se por alguns meses de funções governamentais. Não surpreende, portanto, que uma das razões do monarca para o avanço do absolutismo tenha sido esse revés. Portanto, pode-se concluir que essa etapa anterior ao seu aparecimento na cena política carece de documentação confiável. O Autor disse na edição espanhola deste livro que "Não conhecemos a sua família, não sabemos em que igreja ele foi baptizado, nem por quais nomes", nem o seu histórico académico, nem a data de sua nomeação como cónego. A nota do Editor, felizmente, esclarece alguns desses detalhes.[12] Há pormenores da sua nomeação como

[12] N.T. O Autor introduziu estas proposições no texto para esta edição porque,

arcebispo "interino" de Braga, de que trataremos mais adiante, em que nunca foi confirmado pelo Papa, mas não sabemos exactamente em que data ocorreu. O que parece claro é que ele era um personagem apreciado pela sua contenção e sua cultura. E, sobretudo, porque ganhou a graça real.

Segunda etapa: de cardeal a "valido" do rei

Após este período de proximidade com o rei, em que João da Mota serviu como cónego em São Tomé, tendo D. Tomás de Almeida como Arcebispo Patriarca de Lisboa Ocidental, e em que aparentemente desempenhou o papel de conselheiro em assuntos de ordem cultural e apenas ocasionalmente na esfera política, deu-

---

entretanto, recebeu da minha parte e do Dr. André Gonçalves o assento de baptismo deste cardeal, na Sé de Castelo Branco. Já numa nota anterior dei conta dos nomes dos pais e da informação que se tratava duma família modesta, protegida pelo Bispo da Guarda, decerto instalado no Paço Episcopal que possuía em Castelo Branco. Pela citada palestra, que propiciou o contacto do Autor connosco, soubemos, pelo Dr. André Gonçalves, que em 1691 o Bispo da Guarda deixou Castelo Branco, por ter sido nomeado Bispo de Évora e a família de João da Mota acompanhou-o.

Em 1702 o Cardeal da Mota concluiu o bacharelato em Artes na cidade de Évora. No ano de 1709 matriculou-se em Coimbra, onde concluiu o doutoramento em Teologia, no ano de 1712.

Em 1713 passou a ser o primeiro Cónego Magistral em Lisboa e em 1715 e 1716 participou nas Conferências do Núncio Apostólico, o que permitiu a João da Mota e Silva ganhar notoriedade no Reino de Portugal.

O Cardeal da Mota não só teve o patrocínio do Bispo, como certamente terá sido muito ajudado pelos seus padrinhos com os importantes apelidos Corte Real, pois ele assumiu funções na sequência do falecimento do ministro Diogo de Mendonça Corte Real.

se a sua elevação ao mais alto nível eclesiástico. Isso é narrado por Severim de Faria nos seguintes termos:

As suas letras, modéstia, e gravidade o fizeram de tal modo aceite a Sua Majestade, que pela sua Real nomeação o criou Cardeal sua Santidade Benedito XIII no Consistório de 26 de Novembro de 1727. Trouxe-lhe o Barrete Monsenhor Lercari, que hoje é Legado de Avinhão. Foi ouvida esta notícia com aplauso comum, porque Sua Eminência merece a geral estimação do Reino pelo seu agrado, cortesia e afabilidade...

João não foi a Roma receber o barrete. É algo surpreendente que, segundo os nossos dados, uma personagem como João de Mota, que teve uma grande influência na política portuguesa, nunca tenha saído de Portugal. Sua Eminência enjoava nas viagens? Talvez o conflito do rei com a Santa Sé desaconselhasse ir a Roma? O chapéu do cardeal, como nos conta Severim de Faria, foi recebido das mãos de Monsenhor Lercari, que chegou a Lisboa a 27 de Fevereiro de 1728 e ficou no Palácio do Cardeal.

A entrega do barrete ocorreu com a maior pompa no dia 22 de Abril. Teve lugar no palácio de Sua Eminência, cuja localização não conhecemos,[13] e como complemento, à noite, Francisco António de Almeida, músico com uma bolsa do rei em Roma, estreou a sua sonata italiana "O Triunfo da Virtude", com libreto de Luca Giovine. Foi cantada pelo Colégio de Cantores Italianos da Basílica da Catedral da Santa Igreja. Após o concerto, o cardeal ofereceu *uma magnífica colação e copioso refresco de todo o*

---

[13] N.T. Era o Palácio da Cova, na actual Calçada do Cardeal em Lisboa (*cf.* https://paixaoporlisboa.blogs.sapo.pt/palacio-da-cova-114464).

género de doces e bebidas. (Francisco António de Almeida foi um dos músicos mais valiosos de Portugal na altura; várias partituras de ópera foram produzidas por ele algumas das quais estão preservados hoje. Ele aparentemente morreu no terramoto de 1755.)

Por ocasião de sua nomeação como cardeal, além disso, o rei deu-lhe, para a devida pompa de seu novo estado, um precioso prato de prata e 22 cavalos para as suas carruagens, além dos oito que ele havia lhe dado anteriormente. Está também registado no Grande Dicionário Histórico, de Louis Moreri, que, em tão excelente ocasião, "o rei lhe deu quatro cestos com 1.000 moedas de ouro em cada, além de uma pensão de 40.000 cruzados sobre a renda do tabaco".

A nomeação de João como cardeal revelou que, às vezes, os protocolos humanos superam os divinos. Assim, o Patriarca tinha as honras de cardeal, sem sê-lo, e não sabia como agir na presença do novo cardeal, que havia sido seu subordinado. Isso significava que o Patriarca não queria encontrá-lo publicamente, pois ele tinha que se colocar à sua esquerda, e não à sua direita, como deveria. Esse conflito de protocolo significou que, em uma ocasião, quando ambos se encontraram na rua, não pararam nem falaram um com o outro. Isso apesar do facto de o Patriarca se ter congratulado com a nomeação de João como cardeal. Anos depois, o problema foi resolvido quando o papa concedeu o cardinalato aos novos patriarcas.

Após a sua nomeação, João passou a estar presente nos mais importantes eventos religiosos programados pela Coroa. Uma delas é a inauguração da Basílica do Convento de Mafra, em 1730. Como já foi mencionado na Introdução, Mafra representa o

Escorial Português e embora a sua conclusão tenha ocorrido por volta de 1750, ou seja, quando João da Mota já tinha falecido, o Rei decidiu antecipar o início do culto na sua Basílica para o dia do seu aniversário, 22 de Outubro de 1730.

A consagração da Basílica de Mafra foi, como aponta Frei Cláudio da Conceição, "a cerimónia mais luxuosa dos séculos" e ainda esperava que fosse a mais inesquecível da história do mundo. O Monarca tinha uma determinação especial em realizar um grande espectáculo religioso, civil e militar, pelo qual não poupou sacrifícios, quase de galés terrenas, de obrigar milhares de trabalhadores a terem a obra concluída até à data do seu aniversário. Ele deu as ordens apropriadas para que todas as autoridades eclesiásticas estivessem presentes na totalidade. Um cronista excepcional foi o já referido Cláudio da Conceição, que nos conta que a inauguração contou com a presença do Patriarca de Lisboa, D. Nuno da Cunha, Cardeal João da Mota e dos Bispos de Leiria, Portalegre, Nanquim e Patara, bem como do Reitor de Coimbra e mais uma centena de cónegos, clérigos, frades e membros de diferentes comunidades. É claro que toda a nobreza e o povo tiveram de estar presentes.

O cardeal da Mota, que chegou em 18 de Outubro, veio numa bela berlinda e trouxe o seu mestre de cerimónias, assim como um cavaleiro, um mordomo, três ajudantes de câmara e vinte e cinco servos. Os dois cardeais, Mota e Cunha, foram os que rezaram as primeiras missas no novo templo. As cerimónias do primeiro dia começaram às sete da manhã e terminaram, sem interrupção, às três da madrugada. O notável é que o rei esteve presente o tempo todo.

Frei João de São José do Prado e Cláudio da Conceição contam-nos que *pelas nove horas, e cinco minutos chegou o Eminentíssimo Cardeal da Mota, o qual foi recebido com a mesma cerimónia e formalidade, com que foi o Eminentíssimo Cardeal da Cunha, tanto ao recebimento como à despedida: disse Sua Eminência missa no Altar-mor, assistindo-lhe o seu Mestre de Cerimónias e mais criados. Ouviram a Missa da tribuna Sua Majestade e os Sereníssimos Infantes seus irmãos D. Francisco, (que pelas nove horas e meia chegou de Vila da Ericeira) e D. António, e nela ficaram para ouvir o sermão.*

A par da pompa e circunstância destas festividades, vale a pena destacar a forma diferente como os noviços do Convento de São José de Ribamar chegaram a Mafra. O rei queria que usassem as suas faluas até ao Porto de Santo António do Tojal para evitar o caminho a pé para Mafra. No entanto, uma tempestade não tornou a viagem marítima aconselhável, pelo que o Rei se ofereceu para levá-los em carruagens. Mas o Provincial insistiu com o Rei que isso era um luxo inadequado para os noviços. Desta forma, o Provincial obrigou os noviços a andar descalços cinco léguas, e chegaram a Mafra *com os pés feridos porque não estavam habituados a esse rigor*. Este exemplo edificante, é claro, foi muito do agrado das comunidades religiosas.

Já disse que João da Mota tinha sido nomeado arcebispo de Braga. Há alguns dados vagos sobre esse episódio. Aparentemente, o rei nomeou-o administrador daquele arcebispado em 1732. Esta nomeação pode ter estado relacionada com o período em que D. João V rompeu relações com a Santa Sé, chegando mesmo a expulsar todos os súbditos papais de Lisboa.

Estas relações foram rompidas porque D. João V queria que o Papa confirmasse nos seus cargos aqueles que ele nomeou para esse fim, mas no caso de Monsenhor Bichi, a quem D. João queria fazer cardeal, o Papa, ignorando-o, nomeou Monsenhor Firrão. Como o Rei suspeitava que isto também tinha sido uma manobra criada a partir da Espanha, cortou relações com Roma. Consequentemente, o Papa deixou vaga a Sé Primacial de Braga durante vários anos e o Rei, aparentemente ofendido com a atitude da Santa Sé, nomeou o Cardeal da Mota Arcebispo de Braga, que, no entanto, nunca recebeu a confirmação da Santa Sé. Também não sabemos se por isso o cardeal não foi a Roma recolher o seu barrete, nem se foi por isso que não participou no conclave que em 1730 elegeu Clemente XI papa.

Como se vê, as incoerências em matéria religiosa eram manifestas, pois por um lado o Rei pedia ao Papa todo o tipo de bênçãos, mas, por outro, assim que se opunha a ele, revoltava-se, chegando a cortar relações se necessário. Não se deve esquecer que D. João V não era alheio ao que acontecia na Inglaterra, com quem tinha pactos de toda a natureza, e certamente o modelo da Igreja Anglicana era para ele uma espécie de amor platónico. De qualquer forma, é claro que desde sua posse como cardeal, João da Mota esteve plenamente presente nos grandes actos da vida religiosa do Reino.

Há inclusivamente um precioso volume intitulado "*Chronica dos Carmelitas de Antiga e regular observancia*", escrito por José Pereira de Santa Ana em 1745, da alta hierarquia carmelita, no qual não hesita em mencioná-lo categoricamente "patrono" juntamente com outros elogios não menos importantes.

Um segundo aspecto em que se manifesta o papel de João da Mota na sua transição para primeiro-ministro é o seu interesse pela renovação dos currículos universitários. Esta matéria foi tratada pela Doutora Rocha Barbalho da Cruz na sua tese, cujo tema resumimos. Segundo a Autora, o movimento de renovação, estimulado pela Coroa, fizera-se sentir em diversas ocasiões. No caso do estudo da medicina foi decisiva a nomeação, em 1722, do médico catalão Monravá y Roca como professor de anatomia para o Curso de Cirurgia do Hospital de Todos os Santos, em Lisboa.

Também D. Luís da Cunha, embaixador português na Holanda, e mais tarde em Paris, se mostrou particularmente preocupado com isso e chegou a propor o regresso do célebre António Ribeiro Sanches (na altura a realizar estudos avançados com Boerhaave, em Leyden) para dirigir a reformulação estudos de medicina. Jacobo de Castro Sarmento, outro médico que tinha estudado em Évora e Coimbra, também foi consultado e até o próprio Boerhaave foi convidado a vir.

Além disso, o médico Isaac Sequeira Samudera, que agia como intermediário entre a Royal Society britânica e a corte portuguesa, também havia sido requerido para essas actividades. Estas iniciativas não aparecem isoladas, são, sim, o resultado do despertar da curiosidade cultural e científica e do intercâmbio com instituições estrangeiras, assuntos nos quais o Rei estava particularmente interessado.

Porém, apesar do apoio real, o projecto foi difícil de levar a cabo devido à resistência dos professores mais recalcitrantes de Coimbra. Em Agosto de 1730, o Secretário de Estado, Cardeal da Mota, comunicou a D. Luís da Cunha não só a aprovação régia para a renovação da proposta de actualização da Faculdade de Medicina feita por Ribeiro Sanches, mas também o seu manifesto desejo de ir mais longe, ou seja, a remodelação de outros cursos em Coimbra, porque

"*para o rei é igualmente preciso e importante que se emende o método de estudo da nossa Universidade, não só no que respeita à medicina, mas ainda quanto às mais faculdades.*"

No entanto, não foi fácil vencer a resistência dos sectores mais conservadores da antiga instituição académica; além disso, a falta de carácter do Reitor, Francisco Carneiro de Figueiroa, obstaculizava a adopção de aspectos concretos da renovação. Nesse sentido, em Outubro do mesmo ano, o Cardeal da Mota escreveu a D. Luís da Cunha indicando que

"*não só é conveniente mas preciso executar-se tudo o que se propõe*", mas reflecte que a dificuldade a vencer ... é a " *repugnância e as contradições de todos aqueles que sem mais exame aborrecem qualquer novidade só porque o é*".

Portanto, na opinião do cardeal, a Universidade ainda não estava preparada para assimilar inovações... e "*nunca fiarei o dito papel aos lentes da Universidade de Coimbra, sem embargo de lho haver prometido, porque fazer-lhes esta confiança em lugar de útil seria mui prejudicial ao intento.*"

Deve-se também ter em mente as limitações impostas pelos rígidos estatutos da universidade conimbricense que impediam a introdução de qualquer inovação pedagógica. No final da década de vinte (quase ao mesmo tempo que foi inaugurada a Academia Real de História), o Rei ordenou a construção de uma magnífica biblioteca em Coimbra... "*cujo esplendor não foi concebido para deslumbrar, mas sim para transformar os hábitos de estudo e os conteúdos dos cursos ministrados na alma mater*".

Através de uma ordem real, foram dadas instruções a D. Luís da Cunha para que pudesse adquirir tantos livros de Filosofia e Medicina, especialmente sobre sistemas modernos, quantos tivesse à sua disposição. De facto, entre 1729 e 1734, o referido diplomata português, então radicado em Haia, cumpriu a ordem enviando para a biblioteca da Universidade de Coimbra um enorme número de livros sobre Teologia, Filosofia, História, Direito e Medicina Moderna. Assim, apesar da falta de vontade dos professores e da indiferença dos alunos, o monarca equipou aquela universidade com livros de autores especialistas nos mais modernos sistemas filosóficos, mostrando a sua clara intenção, apoiada e talvez estimulada por João da Mota, de introduzir mudanças de natureza esclarecida no ensino universitário.

Posteriormente, o próprio Cardeal da Mota ficaria encarregado de catalogar todas as obras relacionadas com Teologia. Da relação de obras adquiridas para a biblioteca tratou a historiadora Ana Cristina Araújo.

As sedas, uma brilhante gestão do Cardeal

Por último, nos anos que antecederam a sua ascensão ao primeiro ministério, o Cardeal da Mota deu provas do acerto dos seus pensamentos sobre política económica. Um artigo, da autoria de Borges Macedo, dá conta disso e, nele, o autor também tenta colocar no meio as críticas a que o cardeal foi submetido por alguns dos políticos que cercavam o Rei, alguns deles também eclesiásticos.

A este respeito, os analistas desse período tendem a dividir os políticos da época em dois grupos: os *castiços* e os *estrangeirados*. Os primeiros eram os conservadores, indispostos a qualquer inovação, e os segundos os defensores do estudo avançado e do progresso. Os adversários políticos do cardeal da Mota rotularam-no de "castiço" e não só isso, como o criticaram pela sua indiferença para com os problemas internacionais e pela sua falta de preocupação com os problemas internos.

Na obra mencionada, Borges demonstra a inexactidão dessas avaliações e fornece na íntegra o texto de um memorando enviado em 1734 pelo Cardeal da Mota ao rei (*Parecer do Cardeal da Mota sobre a instalação em Lisboa de uma manufactura de sedas*), no qual expõe as bases gerais de seu pensamento sobre a industrialização, especificamente no que diz respeito à introdução de manufacturas de seda. É claro que as suas reflexões sobre diplomacia, bem como sobre luxo e industrialização foram certamente interessantes. Creio que o texto é imperdível, o que me leva a comentar algumas de suas passagens mais significativas.

Sobre a importância de ter fábricas, ele diz ao rei que

"... deixou claro ser desnecessário discutirem a utilidade que resulta às Monarquias do estabelecimento de fábricas. Para tanto, justificou que este foi um meio sempre utilizado pelas grandes potências que se fortaleceram economicamente através de riquezas abundantes para os seus respectivos reinos. E que, do contrário, as nações que não seguem por esse caminho, carecendo de fábricas, passam a depender das outras vivendo em pobreza e "reduzidas a uma extrema decadência."

Ressaltou, ainda, que

"as primeiras, não apenas preservam consigo os cabedais próprios, mas também auferem os alheios por meio das manufacturas que vendem; enquanto as outras, diante da necessidade de adquiri-las, privam-se de seus tesouros."

Depois, sabendo da inclinação do rei para a coroa francesa, ele continua, propondo-a como modelo:

"... Este e o motivo porque os Reis de França principalmente desde o tempo de Henrique IV se aplicaram a estabelecer e aumentar as suas grandes fábricas que hoje vemos, enriquecendo-as de privilégios, animando os fabricantes com largos donativos e pensões vitalícias".

Em seguida, ele reclama do esbanjamento que tinha sido a administração portuguesa do ouro do Brasil

"... se procurarmos averiguar que é feito destes incomparáveis tesouros superabundantes para enriquecer a mais vasta

Monarquia acharemos que a reserva de uma mínima parte que ficou do Reino, tudo o mais passou para os estranhos, porque deles nos vem tudo o de que necessitamos."

Naturalmente não falava dos muitos recursos que o monarca havia destinado para instalações e cargos religiosos. Apoiou então o projecto dos franceses Godin e Sibert de instalar fábricas de fabrico de tapeçarias e sedas em Portugal. E para isso, faz um breve, mas eficaz estudo de mercado. Vejamos:

"As sedas são um dos géneros, que se nos faz mais precisos (falo nas circunstancias presentes) pelo extraordinário consumo que presentemente tem no Reino...e tem este chegado a tal um ponto, que o mais pobre oficial veste seda igualmente como o homem civil e não há diferença nesta parte entre o fidalgo e o mecânico: nas mulheres é ainda maior o excesso: e nas conquistas se tem aumentado em forma que consomem muitas mais sedas e melhores do que o Reino porque até aos negros e negras se tem estendido o seu uso."

Além disso, apoia-se em dados numéricos:
"Não é fácil de formar um cálculo certo do que importam cada ano todas as sedas que se consomem no Reino e nas conquistas porque nem todas entram na Alfândega e das que entram umas pagam muito menos do que devem, por serem diminutas as avaliações da pauta e outras totalmente não pagam ou por serem destinadas a paramentos das Igrejas ou por pertencerem a Eclesiásticos e outras Pessoas que livram os Direitos; de sorte

que, pelos livros da Alfândega, segundo averiguação que neles fiz, é impraticável adquirir-se esta nota; Porem por uma conta imaginária, se pode conjecturar que não importarão menos de 6 milhões. As listas, que ultimamente se formaram do número de pessoas que tem o reino o reduzem a 3 milhões de almas; separemos desta conta uma terça parte que se pode dizer não usa de seda alguma: e demos que dos 2 milhões de pessoas que restam não gaste uma por outra mais de 1.200 rs em sedas, que é uma porção assaz diminuta; ainda assim importa os ditos 6 milhões. "

Lamenta amargamente que grande parte desse valor é desperdiçado anualmente em meias, empobrecendo o país. Assim, ressalta que...

"só em meias de seda tiram os ingleses muito mais de 500.000 mil reis porque não são menos de 831 mil pares os que nos introduzem. Todas as mais nações nos trazem sedas em maior ou menor quantidade e levam grandes somas. E até os pobres Malteses tiveram habilidade para estabelecerem no Reino em muito breve tempo um grosso comércio de sedas e não contentes de abrirem nesta corte quantas lojas quiseram sem que ninguém lho disputasse de andarem impunemente pelas casas introduzindo as suas fazendas, já passam a vendê-las por quantas feiras e terras tem o Reino, destruindo o comércio dos nossos mercadores. "

Em seguida, ataca as fábricas de seda de Castela, que, em sua opinião, competem injustamente com as nações que fornecem o produto a Portugal, além de contrabandear as mercadorias. E salienta ainda que Portugal tenha um recurso que falta a outras nações produtoras, como ter uma colónia no Império Chinês onde se faz seda de alta qualidade e em grandes quantidades, de onde, portanto, se pode obter matéria-prima a um preço imbatível para o seu posterior fabrico no Reino. A isto acrescenta que Portugal tem um clima extraordinário na sua zona norte, onde as amoreiras podem ser cultivadas com grande facilidade, para além da grande quantidade de operários que se podem dedicar a estes ofícios dado o desemprego existente.

Apoiado, portanto, em todos esses sólidos argumentos, o Cardeal da Mota propôs ao rei que fosse concedida aos referidos especialistas estrangeiros a possibilidade de instalarem suas fábricas em Portugal. Para o efeito, alguns regulamentos aduaneiros e fiscais seriam alterados para lhes permitir algumas vantagens, embora com uma série de limitações para evitar abusos e fraudes da parte deles. Por exemplo, os especialistas estrangeiros nesta produção pediram a proibição da entrada de seda doutros países enquanto eles estivessem a produzir seda, mas não foi aprovado. Pelo contrário, era a favor do aumento da importação de sedas da China.

Apesar de tudo, estava convencido da necessidade de conceder facilidades aos fabricantes estrangeiros, porque isso já tinha sido feito anteriormente para outras fábricas e porque em França - mais uma vez o exemplo cativante! - isso e muito mais tinha sido feito para não falar nos ingleses, holandeses e muitos outros europeus, incluindo os castelhanos, que obtiveram elevadíssimas isenções fiscais.

"À vista pois destes exemplos, assim domésticos como estranhos", conclui da Mota, *"quem poderá negar que é muito moderada a pretensão destes homens; pois se contentam só com a isenção dos Direitos de entrada de seda e mais materiais que mandarem vir por sua conta,"* tendo em vista também que esse favor é concedido por dez anos em vez dos vinte inicialmente solicitados.

O Cardeal da Mota adverte o rei que a única dificuldade que vê em conceder estes benefícios será a diminuição que isso causará às receitas da Alfândega, *"porque havendo nas fábricas do Reino sedas de igual bondade e precisamente de menor preço pois não pagarão fretes, seguros, direitos de entrada e outras despesas, é consequência infalível que venham em menor quantidade dos países estrangeiros e tudo o que diminuir na entrada das ditas sedas abaterá tão bem o rendimento da alfândega"*. Mas da Mota defende que muitos outros países fazem o mesmo e que há muito mais benefícios a obter por outras vias tendo fábricas do que sem elas.

O cardeal termina o seu relatório com uma análise das vantagens e desvantagens de estabelecer fábricas de seda no país, para concluir que se devem conceder privilégios àqueles que vêm construí-las, enquanto a seda da China deve ser protegida. Independentemente da análise técnica[14] que o assunto exige, é evidente que o cardeal se preocupava com o bem-estar social dos

---

[14] N.T. Como Economista, tenho a dizer que o Cardeal apresentou um raciocínio correcto, inclusivamente na discussão do realismo das estatísticas e sua ultrapassagem através de estimativa, na metodologia que seguiu e na conclusão.

seus compatriotas, com a estabilidade económica da coroa, com a aplicação criteriosa dos recursos ultramarinos e também mostrava que estava de posse dos dados numéricos necessários para fundamentar as suas propostas.
Tudo isso indica que ele era um personagem de grande valor e, a julgar pelo estilo de sua escrita, claro, calmo e pouco retórico, parecia ser dotado de pensamento correcto. Não surpreende, portanto, que o rei tenha sido atraído pelas virtudes de uma personalidade tão especial.

Terceira etapa: Primeiro-ministro da Coroa

Já foi referido que o cardeal Mota começou a desenvolver o seu papel de primeiro-ministro após a morte de D. Diogo Mendonça de Corte-Real. O exercício de seu cargo, no entanto, esteve condicionado pelo ambiente em que se encontrava. Por isso, para compreender a influência do Cardeal da Mota na vida política portuguesa, é essencial ter um conhecimento mínimo, não só do contexto histórico, exposto no início desta obra, mas também das personagens que povoaram o seu espaço. Alguns eram simpatizantes das suas ideias, enquanto outros, pelo contrário, eram terrivelmente críticos.

De todos esses personagens, o que tinha maior poder e capacidade de decisão era o próprio rei.
D. João V, como já indiquei repetidamente, foi um monarca absolutista que, graças ao ouro do Brasil, governou sem cortes, aconselhado apenas por pessoas de sua confiança, que felizmente

eram pessoas de valor intelectual – embora de pouco profissionalismo para o cargo de governante – pessoas quase sempre oriundas do clero, ou por ele promovidas. Um dos que teve uma carreira mais longa foi o Secretário de Estado, D. Diogo Mendonça de Corte-Real, leigo de grande capacidade, que faleceu em 1736, com quem se pode supor que nosso cardeal colaborou assiduamente.[15]

Com a morte de Corte-Real, João da Mota substituiu-o no cargo, embora sem nomeação oficial; após a sua ascensão ao primeiro ministério, propôs de imediato a divisão da Secretaria de Estado em três secções, uma para os Negócios Interiores do Reino (para o seu irmão Pedro), outra para a Marinha e Domínio do Ultramar (para António Guedes Pereira) e outra para os Negócios Estrangeiros e Guerra (para Marco António Azevedo de Coutinho). O monarca não gostou muito da proposta, considerando que a proposta do irmão daria muito que falar, além de que ele já era um homem decadente; e os outros dois considerava-os novatos. Também foi contestado por D. Luís da Cunha

"*que aconselhara o monarca a nomear dois novos Secretários de Estado sob uma mesma repartição, ambos comunicando e dividindo todos os despachos entre si,*" mas o Cardeal da Mota argumentou que não seria conveniente à administração da Coroa ter *"dois galos em um poleiro". Um dos secretários mandaria e o outro "contra-mandaria", de tal forma que os oficiais não*

[15] N.T É de supor que o seu padrinho João Corte Real tenha tido influência na indicação de João da Mota para estas funções.

saberiam a quem obedecer, "e seria tudo uma confusão nas ordens que passassem.[16]

As razões do cardeal da Mota foram convincentes e o monarca acabou por aceitar a sua proposta. Junto a estes, havia outros personagens de enorme relevância, como Luís da Cunha, já mencionado, que esteve envolvido em diversos negócios no exterior, principalmente em Paris; Alexandre de Gusmão, irmão de Bartolomeu Lourenço de Gusmão, o frade "voador" que teve que fugir da Inquisição e morreu louco em Toledo; e Gaspar da Encarnação, que pode ser considerado o verdadeiro valido do rei nos últimos anos de vida, após a morte do Cardeal da Mota.

Neste grupo de políticos, muitas vezes concorrentes entre si, é essencial destacar a figura de Sebastião José de Carvalho, que viria a ser Marquês de Pombal, e ocuparia um lugar de destaque na história lusitana, principalmente durante o reinado de D. José I. A ascensão deste indivíduo aos altos cargos da política esteve relacionada com algumas das decisões do Cardeal da Mota. Ao longo das páginas subsequentes darei conta disso.

Não é fácil apresentar uma visão estruturada da vida política e social dos últimos anos da vida do monarca nem na do cardeal. Entre outras coisas, o autor deste texto não se sente qualificado para tratar destas questões com o devido profissionalismo, pondo de lado as dificuldades de acesso a documentos que seriam de primordial importância para reunir as diferentes partes que

---

[16] N. T. Recordando o que estudei em Economia da Empresa, em matéria de organização é fundamental o princípio da unidade de comando, exactamente com o argumento que o Cardeal usou.

compõem este interessante período da biografia do Cardeal da Mota.

No entanto, para dar uma ideia do que a sua influência pode ter representado na vida política de seu tempo, apresentarei uma série de passagens que, em forma de "colagem", nos permitirão conhecer as características mais interessantes da vida do nosso personagem. O suporte documental para isso foi obtido não apenas a partir de conteúdos espalhados na web, mas também de fac-símiles de livros da época e também de alguns escritos de Júlio Dantas, autor lusitano de reconhecido prestígio, em cujo crédito há obras relacionadas com o mundo do século XVIII. Tudo isso é relatado na bibliografia que aparece ao final da obra.

Uma característica importante da ideologia política do cardeal foi a sua intenção de preservar a neutralidade de Portugal. Assim, logo após a sua nomeação como conselheiro, ocorreu um incidente com a Espanha que estava prestes a desencadear uma verdadeira guerra. Corria o mês de Março de 1735 quando, em Madrid, oficiais de justiça prenderam um prevaricador. Era Domingo de Carnaval e o prisioneiro, algemado e montado numa mula, aproveitou a multidão que corria pelas ruas para lançar todo o tipo de impropérios aos seus captores, o que acabou por provocar desordem.

Gerou-se um pequeno tumulto que lhe permitiu escapar. Os oficiais de justiça vêem como o preso se esconde na embaixada portuguesa e como é protegido pelos funcionários, o que foi entendido como violação das relações diplomáticas. Horas depois, a polícia espanhola invade o edifício do embaixador português, Dom Pedro Álvares Cabral, e prende os portugueses responsáveis pela acção. Informados do caso, os portugueses reuniram-se em Conselho e tentaram minimizar a situação, desde que a Coroa espanhola concordasse em dar as devidas explicações. Passados alguns dias e perante a arrogância com que os espanhóis sustentaram a sua conduta, os portugueses fizeram o mesmo em Lisboa. Entraram na embaixada da Espanha e prenderam os funcionários do embaixador. Isso levou à retirada dos dignitários de ambos os países para os seus respectivos ministérios das Relações Exteriores e ao início das consultas pertinentes.

D. João V convocou uma reunião de emergência na casa do Secretário de Estado, D. Diogo Mendonça de Corte Real, que estava doente. O encontro contou com a presença dos mais conceituados da hierarquia portuguesa: o Cardeal da Mota, o Cardeal da Cunha, o Conde da Ericeira e Alexandre de Gusmão. O embaixador português propôs que fosse declarada guerra a Espanha, mas felizmente a sua proposta só teve um voto favorável, pelo que o incidente foi resolvido com as devidas explicações de ambas as partes, posição pacificadora em que a influência de João da Mota é decisiva, embora inicialmente tivesse uma postura beligerante, ao ponto de propor o envio de 20 mil soldados para Madrid. De qualquer forma, isso evidenciou as relações tensas entre os dois países.

Não se pode esquecer que tais tensões foram alimentadas pelo conflito armado entre os dois países nas águas ao redor de Buenos Aires, que não terminaria até a assinatura do acordo de Paris em 1737. De facto, a partir de então, as relações melhoraram e foi precisamente o cardeal da Mota quem foi um promotor activo desse bom entendimento. Devo destacar a substancial colecção de cartas recolhidas por Sonia Borges sobre as relações hispano-portuguesas, nas quais se podem encontrar numerosos exemplos da excelente predisposição do Cardeal Mota para suavizar as dificuldades em tais relações. Assim, numa carta do Marquês de Cândia, por ocasião da sua nomeação como embaixador espanhol na corte portuguesa, Dezembro de 1743, diz-se (sic) "Depois de ter tomado conhecimento do conteúdo dos principais papéis, passei a manhã do dia 9 com o Cardeal de Mota, que já tinha chegado duas horas antes da sua quinta, uma légua distante desta cidade; direccionei-me para isso ... "O Cardeal de Mota fez esta tarde uma exposição ao Rei e à Rainha e disse-me que Suas Majestades celebraram esta notícia com grande prazer. Sua Eminência aprovou a escolha, que fiz duma quinta, que se situa antes de chegar a Belém, e encontrou-me cocheiras e cavalariças, que de que precisava". Como nota curiosa, o Marquês de la Candia aponta em uma de suas cartas a seus superiores diplomáticos, que o Cardeal sempre tentou favorecê-lo não apenas para proteger as boas relações políticas, mas porque ele tinha que "amá-lo" sabendo que ele era reconhecido como um devoto da Virgem do Carmo, a quem ele era igualmente um grande devoto - um amálgama subtil de sentimentos políticos e religiosos.

Como já foi dito na *Nota Prévia*, esta obra não pretende ser um estudo exaustivo da obra social e política do Cardeal. No entanto, gostaria de registar a existência de publicações solidamente documentadas sobre a participação do Cardeal em inúmeras decisões da Coroa, principalmente na última década de sua vida. Quero destacar as brilhantes análises publicadas por Subtil, Lima,

Pimentel e Pereira. E parece-me também digno de menção o cuidado especial que o Cardeal dedicou aos negócios ultramarinos. A sua visão correcta levou a que tais assuntos fossem incorporados no Secretariado do Reino, pois considerava que eles eram na realidade uma extensão do território metropolitano.

Não há dúvida, como já mencionado, que o personagem central do momento foi o próprio D. João V. Embora o seu perfil pessoal já tenha aparecido ao longo do exposto, é oportuno apresentar uma breve sinopse de seus traços mais relevantes.

Quando subiu ao trono, D. João era um jovem de 17 anos, sem experiência em funções governamentais e apenas com educação básica; no início de seu reinado, o primeiro-ministro D. Diogo de Mendonça Corte Real resolveu todos os assuntos da coroa, mas o jovem rei depressa quis que todas as resoluções passassem por suas mãos.

Não é fácil ter uma visão precisa do perfil pessoal do monarca, já que os seus colaboradores mais próximos tinham a obrigação de o apresentar como um modelo de religiosidade, bonomia e inteligência, ao passo que outros, principalmente historiadores estrangeiros, o mostravam como um indivíduo vaidoso, dado a ataques irascíveis e ferozmente autoritário. Nem os biógrafos depois de sua morte pareciam muito dados a elogios. Deixemos de parte a perspectiva oferecida por Saramago em seu "Memorial do Convento", em que o descreve como um homem ignorante, mal-humorado e libertino, características que podem muito bem ter sido verdadeiras, mas que permanecem no mundo da ficção literária.

Há um valioso tratado sobre a biografia do monarca escrito por Maria Beatriz Nizza da Silva (2009) que não vamos seguir aqui. O que estou a tentar fazer é apenas destacar o que João da Mota representou na vida do monarca e vice-versa. E para isso, veja-se abaixo uma amostra das visões díspares da figura de "El-Rei" por diferentes autores.

Oliveira Martins, em sua História de Portugal, de 1887, conta-nos a seguinte cena:

D. João V presidia aos conselhos, entretendo-se a armar e desarmar um modelo do Vaticano em madeira, miniatura primorosa que de Roma lhe tinham enviado de presente. «Oh quem pudera dizer o que sente!» exclamava consigo o secretário. O rei não lhe prestava atenção; só curava das cousas beatas: quanto rende o mealheiro das almas? e as missas? perguntava ao prior de S. Nicolau, seu valido. Depois o Cardeal da Mota, irmão do secretario de Estado, que tinha a paixão de alporcar cravos, observava a Gusmão ser inconveniente metermo-nos em sarilhos. E voltando-se para D. João V, contava-lhe gravemente a aparição de Sancho a seu amo, como a conta o padre Casuino na sua "Corte Santa": O rei, o duque de Lafões, o marquês de Valença, e todos os outros do conselho, com uma atenção cortesã, íntima e imbecil, escutavam religiosamente. Estes homens, tão formais diante do rei, eram um poço de brutalidade, de portas afora. Contava-se ao ouvido como António de Saldanha dera uma forte descompostura no Cardeal da Mota, e como Francisco Galvão mandara a todos os diabos o secretário de Estado.

Vejamos agora o que nos relata Pereira da Silva na obra "A historia e a legenda", de 1893.

João com os predicados necessários, e nem ele tomou avisos e conselhos de políticos atilados para aproveitar-se dos benefícios inesperados, que o acaso lhe oferecia, bem que um ou outro raro estadista aparecesse em seu tempo, mas que não foi atendido, e nem talvez ouvido ! A superstição subjugava e assoberbava todos os espíritos; a nobreza, aos pés do rei, prostrava-se humilde, pobre, mendiga, ignorante; o clero abatia-se para segurar seu estatuto e importância, provenientes quer das propriedades imensas de que ainda dispunha, conventos que lhe pertenciam, terras que possuía, cargos da administração que lhe tocavam ; quer dos prejuízos e abusões, de que os ânimos populares se imbuíam. Os jesuítas e a inquisição rivalizavam para que não se respirasse no reino e nem nas colónias senão a atmosfera que ambas as instituições lhe preparavam e ministravam, rodeando o rei, apoderando-se do seu ânimo, formando-lhe o carácter, arredando-lhe as vistas e resoluções do verdadeiro sistema de felicitar seus vassalos e engrandecer sua pátria.

Instintos mãos não dirigiam D. João V. Antes fraco que voluntarioso, antes benévolo que propenso a maldades. Vícios o dominavam, crimes, propriamente não praticava.

Era, todavia, mais que nem um súbdito seu, devoto, beato, supersticioso e fanático. Tendia também para a hipocrisia. Para Roma olhava, para o céu dirigia a atenção; esperando que dai lhe derivasse claridade, que lhe iluminasse a vida. Conselheiros políticos, directores da sua consciência religiosa, amigos, procurava exclusivamente nos eclesiásticos. Frei Gaspar da Encarnação, o prior de S. Roque, o provincial dos jesuítas, o Cardeal da Mota, considerava mais finos estadistas que

Alexandre de Gusmão, D. Luís da Cunha e Diogo de Mendonça, que não exercitavam nem um influxo sobre seu espírito, bem que varões distintos, e experimentados na governação do estado.
Desde o princípio deu destino singular aos dinheiros do Brasil ; preferiu remete-los para Roma, no intuito de alcançar concessões eclesiásticas, que pensava gloriosas à coroa e apropriadas à salvação das almas.
Comprou a elevação de sua capela particular à patriarcal, como arremedo do Vaticano, e dividiu o governo espiritual da cidade de Lisboa em dous diferentes distritos; despendeu sem conseguir resultado somas abundantes para que se declarasse dogma oficial a Imaculada Conceição de Maria, mãe de Jesus Cristo, que lhe absorvia toda a fé e cuidados.
Era o Cardeal de Mota eminente em alporcar craveiros ; fazia-o, porém, fora do lugar e tempo.

E menciona um fragmento da carta que Alexandre de Gusmão, Secretário de Estado enviava a Luís da Cunha, embaixador plenipotenciário em Paris:

"O negócio de estado que ocupa esta gente é a feitiçaria, de que o povo está perseguido, e que até nos conventos de freiras se intromete." Referiam ao rei, e devotamente, seus conselheiros os acontecimentos assombrosos de feitiçarias, e os aparecimentos assustadores de bruxas: contavam como o diabo aparecia a tentar os vassalos e como a Inquisição condenava com toda a justiça e severamente as vítimas de seus malefícios. Houve um escândalo no mosteiro de Odivelas; fugiram de lá as monjas aterrorizadas, levando alçada a cruz pelas ruas de Lisboa, e

acastelaram-se no palácio da condessa do Rio para não serem coagidas a voltar. Não fora necessário energia e o emprego da cavalaria e infantaria, para as desalojar, prender e reconduzir ao santo cenóbio? As religiosas de Santa Ana pretenderam igualmente seguir-lhes o exemplo, transidas de sustos pela aparição do demo nas cozinhas do convento e não custou também muito ao desembargador Souto Maior, apelidado Camões do Rocio, para acomodá-las ?

As apreciações laudatórias, pura bajulação, feitas de Sua Majestade por seus contemporâneos não nos são muito úteis para traçar o perfil do monarca. Como no caso dos comentários críticos, aqueles que foram proferidos por historiadores posteriores parecem mais confiáveis. A razão para isso é não estar sujeito às pressões derivadas do poder estabelecido e permitir que observassem os eventos ocorridos com certa distância. Nesse sentido, Jaime Cortesão na sua obra *Alexandre de Gusmão e O Tratado de Madrid*, publicada na década de 50 do século XX, aponta o carácter equilibrado e firme do Monarca. Principalmente, ressalta que manteve um certo equilíbrio entre as tendências renovadoras estrangeiradas e as conservadoras, tradicionais. Também aplicou isso à escolha dos seus conselheiros mais próximos. As excessivas pretensões de renovação manifestadas por Alexandre de Gusmão foram contrabalançadas pelo trabalho calmo e menos inflamado do Cardeal da Mota.

A par das suas características políticas, D. João V mostrava uma vida sentimental nitidamente desenfreada. Um artigo engraçado publicado no seu blog por L Maia descreve um dos seus casos amorosos mais famosos nestes termos:

"Nos séculos XVII e XVIII, a inclinação religiosa não era uma das razões mais importantes para trancar uma jovem num convento. Um espírito rebelde, uma natureza sensual, um amor inaceitável ou uma gravidez ilegítima eram motivos mais comuns. Sem a vigilância familiar, da sexualidade enclausurada brotavam êxtases místicos, auto flagelações e até os amores entre freiras e seculares. Uma das principais razões é o prazer pela transgressão das regras ditadas pela Igreja, que mantinha então a sociedade portuguesa sob a Inquisição. A violação do espaço conventual era um acto político contra o poder da Igreja. Uma subversão da qual o próprio rei João V participava. Enquanto, pressionado por seus auxiliares, desencadeava dura perseguição contra os freiráticos, o rei enfeitava de ouro brasileiro, para seus encontros com madre Paula, uma alcova ligada ao convento de Odivelas por uma passagem secreta. O rei não estava só em sua preferência por amantes de hábito. Muitos nobres suspiravam diante das grades ou pulavam muros dos conventos. O fascínio do proibido, as dificuldades da sedução tornavam ainda mais aliciantes as conquistas.

A mais famosa delas foi, sem dúvida, Madre Paula, talvez a freira mais conhecida do mosteiro. Paula Teresa da Silva e Almeida nasceu em Lisboa em 30 de Janeiro de 1718. Era neta de João Paulo de Bryt, um alemão que fora soldado da guarda estrangeira de Carlos V e se estabelecera em Lisboa como ourives. Paula entrou para o convento de Odivelas aos 17 anos de idade, e ali professou, após um ano de noviciado.

Frequentador assíduo do convento de Odivelas, D. João V mantinha várias amantes que ia substituindo conforme lhe era conveniente. Quando encontrou a jovem madre ficou loucamente apaixonado por ela. Nessa altura, a freira Paula já era famosa: havia-se tornado amante de D. Francisco de Portugal e Castro, Conde de Vimioso, e que pouco antes tinha sido agraciado com o título de Marquês de Valença. D. João V não teve problemas para resolver a situação. Ele chamou o fidalgo e disse-lhe: "Deixa a Paula que eu te darei duas freiras à tua escolha". Assim, Paula passou a ser amante do rei que era trinta anos mais velho do que ela. Madre Paula exercia uma influência imensa sobre o rei. Quem precisasse de um favor real já sabia que a maneira mais segura de conseguir: era só recorrer à valiosa protecção da Madre Paula, a quem o soberano visitava todas as noites.

Das numerosas amantes de D. João V, Madre Paula foi a única que soube dominá-lo até à morte. O rei foi extremamente generoso não só com ela como com a sua família.

O Palácio Pimenta onde se encontra o Museu da Cidade de Lisboa no Campo Grande foi mandado construir por D. João V para a sua amante.

O pai de Paula chegou a ser agraciado com o grau de cavaleiro da Ordem de Cristo, a receber uma tença de doze mil reis e outros benefícios que lhe permitiram viver tranquilo.

O luxo em que vivia Paula no convento de Odivelas foi bem reproduzido em um documento da época, por Ribeiro Guimarães no seu Sumário de Vária História, onde descreve a magnificência asiática dos aposentos da madre Paula e sua irmã. Para servi-la, Madre Paula tinha nove criadas. Do romance entre Madre Paula e D. João V nasceu um menino que foi baptizado com o nome de

José, como o príncipe herdeiro, e que mais tarde veio a exercer as funções de inquisidor geral.

A vida desregrada do rei escandalizava não só a corte como também os súbditos mais humildes. Mas ninguém se atrevia a repreender as atitudes de D. João V. Para se fazer uma ideia da moralidade desse tempo, basta recordar o que disse a abadessa D. Feliciana de Milão, às damas da rainha que não se levantaram, como lhes competia, à sua passagem. "Não se levanta de graça quem se deita por dinheiro". Após a morte do rei, que lhe deixou uma mesada principesca, Madre Paula continuou no seu recolhimento, recebendo os grandes que ainda se aproximavam. Assim se conservou ainda durante trinta e cinco longos anos, com a altivez de uma soberana em exílio. Faleceu, em 1785, aos 67 anos de idade e foi sepultada na Casa do Capitulo do Convento de Odivelas. Entretanto, vários nobres haviam recebido em 1724, ordem para assinar o compromisso de não visitar os conventos de freiras, a não lhes escreverem, nem lhes fazerem acenos da rua. Chegando mesmo a serem anunciados propósitos de penas prisão e de degredo. Tratavam-se apenas de leis para controlar o comportamento dos freiráticos, não o seu, claro, um rei absoluto está acima desses detalhes..."

Pode supor-se que o nosso estimado cardeal se sentiu impotente diante de tamanhos dislates. Na verdade, como veremos em breve, ele teve a oportunidade de forçar outra das amantes reais a deixar o país abruptamente.

Mas o rei vai adoecer e isso significará um aumento lógico do poder do cardeal. De um modo geral, pode-se dizer que D. João

era uma pessoa saudável. Algumas vesículas biliares na infância (decerto varicela), papeira após o casamento e outros problemas menores foram as únicas notícias sobre sua saúde publicadas na Gazeta de Lisboa.
A partir de 1740, a correspondência do rei com o Cardeal mostra a presença de parágrafos em que o monarca começa a reclamar de seu estado de saúde, principalmente tonturas, dores de cabeça e problemas de visão.
Estas moléstias acabaram por produzir um quadro clínico súbito que na tarde de 10 de Abril de 1742, é do seguinte teor:

"estando Sua Majestade a despachar lhe sobreveio um estupor que o privou dos sentidos e ficou leso da parte esquerda e com a boca a banda."

Tinha sofrido um AVC.
Imediatamente começaram as orações e rezas no Convento da Madre de Deus, por parte da Rainha, bem como recomendações do Cardeal Patriarca às igrejas e conventos, ordenando orações públicas com exposição do Santíssimo Sacramento para as melhoras do rei. No entanto, mais de um mês de procissões e várias orações não trouxeram ao rei nenhum tipo de melhora, embora a sua condição permanecesse estacionária, o que foi devido à sua robustez segundo se disse na época, sem a qual ele teria ido parar à sepultura.
Apesar de tudo, após o episódio cérebro-vascular, o rei parece ter sofrido de distúrbios neuropsicológicos, como revela a correspondência de Dona Maria Ana com a mãe, a rainha de Espanha, na qual se relata que D. João V não estava em sã consciência. Falava mais do que devia, principalmente quando

falava de episódios inconvenientes da sua vida. Perante a falta de eficácia das acções religiosas, a família real decidiu então que o rei deveria submeter-se a tratamentos de balneoterapia nas Caldas da Rainha.

Para ali foi depois de ter generosamente retribuído a todas as pessoas e instituições que haviam orado por ele ou organizado procissões ou trazido imagens sacras para o Palácio Real. As Caldas da Rainha tinham fama de serem benéficas para o tratamento de diferentes doenças, como convulsões, dores de cabeça ou doenças estomacais, então havia esperança de que também pudessem melhorar o Rei. Um detalhe curioso é que essas instalações foram visitadas por William Withering, um médico inglês que descobriu as propriedades diuréticas da *digital purpurea* e fazia também a análise química das águas. Isso mostra mais uma vez as excelentes relações anglo-portuguesas.

Os preparativos para a viagem foram complicados porque não se tratava apenas da viagem do Rei, mas de todas as pessoas que faziam parte da Corte, incluindo os respectivos criados. A estadia nas Caldas nesta primeira fase durou até 17 de Agosto.

A presença de João da Mota na vida social era notória. Em alguns casos, o seu papel como cão de guarda moral era claramente evidente. A título de exemplo, uma amostra do calor da música popular que emanava do Brasil, inundando a metrópole e contribuindo para o erotismo generalizado, perseguido publicamente pelo monarca, mas consentido para si mesmo, é o episódio das chamadas "cheganças" que mais uma vez nos transmite com sua fina ironia Júlio Dantas. Neste caso, a figura nobre e equilibrada do nosso cardeal está bem recortada.

"Pela assomada de Maio de 1745, toda a gente cantava em Lisboa, regateiras e maranhoas, mariolas e negros, casquilhos e sécias, da Ribeira das Naus às escadas do Hospital Real, do postigo de S. Roque às hortas verdejantes do Catavento, uma cantiga que pegara pela cidade como uma labareda:

Já não se dançam cheganças
Que não quer o nosso rei,
Por que lhe diz Frei Gaspar
Que é coisa contra a lei.
Meninas bonitas,
Moças com fitas,
Casquilhos e abades,
Freiras e frades,
Chorai, chorai, chorai,
Acabou-se, já lá vai.

Não havia dúvida. Estavam proibidas as cheganças. D. João V fizera expedir pelo cardeal da Mota um alvará mandando meter no Aljube e no Tronco todo o picão ou alfamista, toda a mulher vulgar ou franca-dama que fosse apanhada a bater cheganças pelas ruas, pelas hortas ou pelas tabernas da cidade. Esse alvará tinha sido inspirado por frei Gaspar da Encarnação, no século Gaspar Moscoso da Silva, irmão do velho marquês de Gouveia já morto, deão da Sé de Lisboa aos vinte anos, reitor da Universidade aos vinte e cinco, professo desde os trinta na religião de S. Francisco e na casa dos missionários apostólicos do Varatojo, e companheiro de infância, amigo íntimo, conselheiro privado do rei. Porquê? Porque mereceu semelhante dança a honra de ser proibida? O que eram, afinal, as «chegançαs»? Que tinha que ver com as danças de farta-velhacos o nobre frade varatojano?

A história é a seguinte:

Certa manhã, Frei Gaspar, arredado da corte havia muito tempo, meteu na bagagem umas bragas de burel, um chiote novo e umas avarcas de bezerro, despediu-se dos seus confrades, tomou a liteira da Casa Real que D. João V lhe tinha oferecido para serviço no conventinho do Varatojo, e, no passo choutão das bestas, mordendo poeira e sorvendo sol, meteu até Lisboa. Na Malveira, como se lhe desferrasse um macho das mudas, envesgaram, bestas, liteira e frade, por um carreteiro que levava à loja do «Chicória», a um tempo taberna, casa de estalagem e banco de ferrar, à entrada de um souto pequeno de carvalhos. Enquanto um moço remangão, de avental de sola, chamuscado do lume da forja, batia o ferro do cornozelo solto, - Frei Gaspar apurou o ouvido para um zangarreio de viola e um tairocar de sócos que vinha da estalagem, assomou à soleira da porta, entestou a mão sobre os olhos encandeados, e espreitou. Um homem e uma mulher dançavam, lá dentro. Alguma das danças vadias da primeira metade do século XVIII, o «arrepia» ou o «arromba», o «oitavado» ou o «Zabel Macau», conhecidas de toda a gente, - até dos frades do Varatojo? Não. Pior do que isso. Era uma dança de abominação e de inferno, tão rebolada de quadris, tão jogada de lombos, tão batida de ventres, que o velho varatojano recuou, afogueou-se, tremeu de indignado, chamou o liteireiro cujo vaqueiro vermelho chamejava ao sol e apontou-lhe os da dança:

- Que ignomínia é aquela, Tomé?

- São as cheganças, reverendo padre.

Frei Gaspar, meneando a cabeça, considerou um instante ainda aquela obra de Satanás; teve, vai-não-vai, um arremesso de corpo para desabrochar a sua cruz peitoral e converter, pregando, os dois perdidos que tairocavam à ilharga da forja; mas o macho estava ferrado: a soalheira queimava; - e o varatojano, a engranzar padre-nossos, acolheu-se à liteira e seguiu viagem. Passaram-lhe à beira do caminho sebes floridas de mato queiró; pinhais escuros, ramalhando, faulhantes de caruma e cheirosos de resina ardida; mais aquém, vinhedos doirados, crestados de pó; por fim, a lezíria verde e imensa, húmida e tranquila, estendida até ao rio imóvel como prata derramada: - e frei Gaspar, dentro da liteira da Casa Real, espipado, sonolento, queimado da estamenha espessa do hábito, pensando vagamente em quadrilheiros e alcaides, em meirinhos e corregedores, no Ordinário e na Inquisição, enfiou, já no termo da cidade, os caminhos de Santo António do Tojal; meteu ao campo de Alvalade, negro de arvoredos; cruzou o Arco do Cego, cuja silharia caíra para poderem passar os coches de D. João V; desceu às hortas viçosas de Valverde, - e branco de poeira, abanando o hábito para arejar as pernas, veio, no chouto dos machos, desembocar ao Rossio. Quando, já sol-posto, passava ao Arco dos Pregos e entrava no terreiro do Paço da Ribeira, - um ruído de machete e de sanfona soou-lhe perto; voltou-se, e entre uma matula negra de mariolas e de mulatos, de soldados e de frades, de ciganas de corriola e de macacos empoleirados a catar gente, viu um alfamista negro e uma regateira de saia de veludo e carnaças de abadessa, voluptuosos, ofegantes, possessos, danando, ancas contra ancas, peneirando-se, coxas contra coxas, como faunos hirsutos a coçarem-se, na primavera, pelos troncos das árvores floridas.

- O que é aquilo, Tomé?

- São as cheganças, reverendo padre.

O furor deu asas ao varatojano. Precipitou-se da liteira, com o atado das avarcas e do chiote às costas; meteu pelo paço; galgou à sala dos Escudeiros; perguntou ao José Vermuéli, criado do duque do Cadaval, se el-rei estava recolhido; pareceu-lhe sentir, ao cruzar os corredores, uns sons vivos e chocalhados de cravo; afastou uma guarda-porta, - e estacou, no limiar, os rosários ramalhando, os olhos arregalados de pasmo. Enquanto um frade trino, de grandes óculos verdes, tocava assentado diante de uma espineta holandesa, um moço da câmara e uma açafata alemã da rainha saracoteavam-se, de quadris unidos, numa dança furiosa.

- Que é isto, Vermuéli?

O criado do duque do Cadaval tossiu, para avisar; baixou os olhos; e, quando a guarda-porta tornou a cair, respondeu:

- São as cheganças, reverendo padre.

Era a grande dança lisboeta do momento, que irrompera bruscamente por terreiros e ruas-sujas, pelos alpendres da Mouraria e pelas hortas do Ducado, que invadira tudo, desde o Mocambo até ao Paço dos reis, batida agora nos socos de pau das maranhoas, tairocada logo nos sapatos de perdiz das «franças», desnalgada, violenta, ignóbil, mas viva, orgulhosa, pitoresca, ondulada primeiro em ritmos de chacoina, rompendo depois em sapateados bravos de fandango, acabando, ventre contra ventre, peito contra peito, no impudor canalha da «fofa» das mulatas e dos negros, - velha avó do fado-batido, em cujo ímpeto sangrento e risonho, convulso e formidável, ardia e cantava a alma fulva da raça. D. João V, paralítico havia três anos, dava despacho na Sala dos Tudescos ao cardeal da Mota, quando Frei Gaspar da Encarnação lhe caiu aos pés, bradando:

- Senhor, que se Vossa Majestade não proíbe as cheganças, está no inferno com elas

O rei cuidou que o frade endoidecera, levantou à órbita o seu óculo de punho de ouro, e enquanto o cardeal ajudava o varatojano a erguer-se, mirou-o numa expressão idiota:

- Mas o que são as chegavas, Frei Gaspar?

- Vossa Majestade não sabe o que são as cheganças, e já as dançam no Paço as açafatas da senhora rainha?

A púrpura do secretário de Estado acudiu, esclarecendo:

- É a dança dos velhacos da Ribeira das Naus, meu senhor.

- Eu não conheço as cheganas, Frei Gaspar, objectou o rei.

- Como queres tu que eu proíba uma coisa que nunca vi?

O varatojano teve um momento de hesitação e de perplexidade. Olhou o rei; olhou o cardeal da Mota, que sorria; falharam-lhe as pupilas; sacudiu um arremesso de ombros, como de quem se decide; mirou as portas, não entrasse alguém; tirou do pescoço a sua grande cruz de missionário; beijou-a; pô-la sobre a mesa do despacho; remangou-se; sofraldou a estamenha do hábito, - e descobrindo as pernas negras, escaneladas, cabeludas, entrou de repente nuns requebros, num dar de lombos, num sapateado de fandango, num saracoteio de nádegas tão desesperado, num tão lastimoso arrancar de chegavas contra o ventre vermelho e aflito do cardeal da Mota, que o rei destampou a rir a trancos, o prelado fugiu pela sala a queixar-se da sua fístula, a gritar pelo óleo de ouro do médico Ortigão, e o varatojano, descomposto. desconjuntado, alagado, felpudo, ofegante, resvalou a arquejar sobre uma cadeira de tapeçaria, as bragas à mostra, a cabeça ourada de vertigens, repetindo:

- Seja pelo divino amor de Deus! Seja pelo divino amor de Deus!

No dia seguinte, era expedido aos corregedores dos bairros o alvará proibindo as cheganças, e três dias depois toda a gente cantava pelas ruas da cidade:
Meninas bonitas,
Moças com fitas,
Casquilhos e abades,
Freiras e frades,
Chorai, chorai, chorai,
Acabou-se, já lá vai.

Passo agora a dar uma versão livre do divertido relato que, em termos humorísticos, Júlio Dantas dá do mal súbito do Rei, uma história em que o nosso cardeal é uma das personagens participantes.

Na tarde de 10 de Maio de 1742, mal tinham batido as quatro horas na torre da Capela Real. D. João V mandou chamar à sala dos Embaixadores o cardeal da Mota. Principiou o despacho. De repente, quando o rei se debruçava, empunhando o óculo de ouro, sobre um alvará de mercê, um acidente cerebral fulmina-o. Levam-no em braços para o quarto, arrancam-lhe a cabeleira de França, despem-no até às servilhas e às meias-calças, e balofo, inerte, a boca flácida soprando, estendem-no sobre a cama. Correm archeiros. A rainha grita.

Dantas conta que médicos, cirurgiões e boticários vieram encher a câmara real. Envolveram-se numa discussão animada sobre o que deveria ser feito: esticar o seu pescoço, sacudi-lo, sangrá-lo e outras acções, qual delas a mais descabelada. Segundo nos refere a professora Braga, chegaram a propor colocá-lo num boi morto. Os corredores do palácio estavam lotados de frades, imagens sagradas, relíquias e todo tipo de objectos religiosos. Até a Rainha queria ir descalça à Madre de Deus, rezar pelo rei. O alvoroço é grande e às vezes ouve-se um sino tocando como se o monarca tivesse morrido. Mas não, o Patriarca chega debaixo de um dossel trazendo a bênção papal e D. João V, reclinado nos braços dos Cardeais da Cunha e Mota, gelatinoso, muito mal, recebe o barrete de Santo André Avelino, advogado contra a apoplexia.
Os médicos da câmara convocados à pressa reúnem-se na sala dos escudeiros, gritando, discutindo. Dantas diz-nos que não falta nenhum: Dr. António da Costa Falcão, capelo amarelo do palácio e cirurgião-chefe do Reino; Dr. Pestana, sempre de capa com volta, e cabeleira frisada, à moda antiga; Dr. Kaupers, que se pinta com carmim e usa "moscas" como uma senhora; Dr. "Carapinho", que

não deixa a sua gualdrapa; o velho Bernardes; o agudo Ortigão, o preferido do rei; o austríaco Witte, que viera com a rainha. Kaupers e Falcão atribuem o acidente ao mau hábito de D. João V de despachar depois do almoço; "Carapinho", Dr. Ortigão e Dr. Witte acusam os cirurgiões José Ricord e Pedro de Arvelos Spínola de terem causado a doença do monarca ao secar as úlceras nas pernas com pomada dourada; Dr. Pimenta, sibilino, afirma que Sua Majestade teria evitado o mal *se não comesse tanto doce e não ouvisse tantas histórias da carochinha*; mas a razão que produziu a maior sensação entre os médicos foi a do Dr. Bernardes, um indivíduo peculiar, reumático e revestido com as cruzes brancas de Malta:

o que há-de matar el-rei é a cómica Petronilha e é a essência de âmbar que lhe dá João Jacques.

O Cardeal da Mota, que chegou quando a reunião estava quase terminada, franziu os lábios, colocou a cruz dupla bizantina sobre a sua esclavina púrpura e concluiu franzindo as sobrancelhas:

- Pois a italiana Petronilha será expulsa da Corte!

Dantas esclarece que *"Petronilha Trabó Brazilii era uma medíocre cantora de ópera, estrábica e escultural, por cujo seio um Médicis podia ter moldado a sua taça de oiro,"* a qual tinha fama em Roma por ter sido amante do cardeal Cavallarini. Veio para Lisboa em 1725 com a companhia das irmãs Paghetti, e D. João V apaixonou-se por ela, vendo-a, em 1739, fazer o papel da travesti Aniceto *num drama para música* de D. Bernardo Gayo.

"Mas ao tempo, D. João V tinha já cinquenta e dois anos, - e, pelo menos, trinta e oito duma vida sexual intensa, em que semeara pelos mosteiros de clarissas e de bernardas a faixa contraveirada de prata das bastardias, passara de catre em catre, por braços

de saloias e de ciganas, de mulatas e de regateiras, e chegara até ao desvio homossexual, como o avô D. João IV com o cantor Pissano", extremo este que nunca chegou a provar-se.

Estava fatigado por todos esses excessos e sentia-se ameaçado pela decrepitude. Alguns anos antes, ordenara a D. Luís da Cunha que consultasse o grande Boerhaave sobre a raiz de ginseng, que Curvo Semedo considerava "um remédio admirável para qualquer paciente acamado, desfalecido ou exausto". Apesar de muitos remédios, os encantos de Petronilha não o conseguiram despertar. Então pediu ao velho Bernardes um remédio que, como o elixir de ouro de Roger Bacon, o devolvesse à juventude: naquela mesma noite encontrou, aberto em sua cama, o *Elogio da Velhice*, de Cícero.

Dantas prossegue apontando que, em 1778, Arthur William Costigan, no seu livro *Sketches of Society and manners in Portugal in a series of letters from to his brother in London, diz que "D. João V dissipou a sua vida com clérigos e mulheres, e, decaído pela idade, tomou cantáridas, que o reduziram a uma suma frouxidão".*

Mas não eram as cantáridas: era a essência do âmbar. Era um soluto alcalino de "âmbar cinza", "ambarum griseum", "ambra cineritia", que em 1735 o autor da *Farmacopeia Tubalense* considerava "um excelente fortificante do cérebro, coração e estômago", e que João Jacques de Magalhães havia preparado, ao que parece, na França, para uso secreto de Sua Majestade. O bispo do Grão-Pará também fala disso: *João Jacques de Magalhães deu a essência de âmbar ao senhor D. João V, de que resultaram os sabidos efeitos.*

Durante quase três anos, desde o momento em que a italiana Petronilha se instalou numa casa junto ao convento de Santo António dos Capuchos, até ter cair fulminado no Salão dos Embaixadores, aos pés do Cardeal da Mota, D. João V não tinha voltado a entrar no quarto de Petronilha sem levar consigo o frasquinho com a essência de âmbar.

Um mês após o acidente, o rei melhora. Diz-se que foi por causa dos banhos sulfurosos das Caldas da Rainha. No dia em que movimentou o braço afectado, os frades, em procissão, trouxeram um braço de prata com as relíquias de São Bento. Cinquenta e dois dias depois, D. João V já mexe a perna. Como sinal de júbilo, elevou doze cónegos da Basílica Patriarcal à dignidade de monsenhores. E quando a imagem de Nossa Senhora das Necessidades é levada à cabeceira da cama, o rei diz a Frei Gaspar, ao médico Ortigão e ao Cardeal da Mota o seu desejo de ir ver Petronilha. Eles tentam dissuadi-lo, mas o rei insiste. Eles prometem-lhe que a verá quando voltar das Caldas.

Assim que o rei começou a regressar, o cardeal Mota ordenou ao corregedor do Rossio que forçasse a italiana a partir imediatamente para Espanha. Três dias depois, à noite, Petronilha, na carruagem da casa real, seguida de trinta azémolas carregadas de prata e bagatelas, deixou a corte para um destino desconhecido.

- *Há ainda estes frascos de essência de âmbar, - diz João Jacques de Magalhães, apresentando ao secretário de Estado três pequenos frascos de vidro de Veneza, mordidos de flores de oiro, como três jóias.*

- Vossa Eminência quer que se deitem ao rio?

O velho cardeal da Mota remira-os, hesita, olha em volta, pisca um olho voluptuoso de Sileno e estende a mão trémula a João Jaques:

- Ao rio? Não. Dá cá.

Naturalmente, trata-se de uma bela recriação de Dantas, que certamente nada mais é do que uma passagem bem-humorada sem muita base histórica. Nos muitos dados que tive a oportunidade de analisar de outros autores, não há a menor indicação de que o cardeal Mota teve casos amorosos de qualquer tipo.

A juventude de D. João V também foi retratada por Rebello da Silva na sua novela "*A mocidade de Dom João V*", publicada em 1851, assim como por Andrade Corvo em "*Um conto ao serão*" (1852) baseado nos seus casos amorosos. Outros contemporâneos do Cardeal da Mota foram Luís da Cunha, Alexandre de Gusmão e, sobretudo, Sebastião José de Carvalho e Melo, primeiro Conde de Oeiras e depois Marquês de Pombal. As suas relações com o cardeal eram tensas e extremamente críticas, como veremos em breve. Os dois primeiros mantinham boas relações recíprocas entre si; o segundo alcançou extraordinária relevância na política portuguesa na segunda metade do século XVIII.

Ao primeiro deles, D. Luís da Cunha, também clérigo e embaixador plenipotenciário em Paris, devemos um "testamento político", uma das mais célebres peças da literatura política portuguesa do século XVIII, aparentemente dirigida ao príncipe José, na qual dedica as seguintes "gentilezas" ao nosso cardeal:

Depois de ser o meu pensamento que V. A. fuja de ter um primeiro-ministro, ou um valido, não sei se lhe ajuntara que também se dispensasse de ter um confessor, quero dizer, com este título, por que com ele o autoriza para querer ingerir-se nas coisas do governo, e fazer-se respeitar, servindo-se do confessionário para tirar, ou encher o príncipe de escrúpulos, conforme convém aos interesses da sua ordem, dos seus parentes e amigos, de que pudera alegar muitos exemplos se não temesse a difusão deste papel; mas como seja preciso que o príncipe faça ver aos seus vassalos que regularmente pratica os preceitos da igreja, dissera que V. A. escolhesse para cura da sua freguesia um homem desinteressado, prudente, de boa vida e costumes, sem ser hipócrita e com ciência que baste para tranquilizar a sua consciência nos casos que lhe propuser e que com ele se confessasse; porque tenho observado que a teologia de frades é muito arriscada, principalmente a dos jesuítas, que são os que mais a estudam e por isso mais aptos para adoptarem as opiniões, que possam agradar ao confessado se for príncipe e não um pobre lavrador.

Se alguém me acusar de que nesta parte abraço as máximas de Maquiavel, enquanto diz que o governo monárquico seria o mais perfeito de todos, se o príncipe não tivesse validos, nem confessor, confesso a minha culpa sem arrependimento, e ainda passo em silêncio a dama, de que aquele refinado político quer que o príncipe seja isento porque, graças a Deus, entre as muitas virtudes de que dotou a V. A., tem a de não querer romper a constância conjugal, e por não autorizar com o seu exemplo a dissolução entre os dois sexos, como fez Luís XIV em França e Carlos II em Inglaterra que, sem embargo de ser um príncipe muito distraído tinha muito entendimento e costumava dizer que o governo das mulheres era o melhor, porque nele governavam os homens; e que o governo dos homens era o pior, porque nele governavam as mulheres, de que em si mesmo tinha a experiência, porque se deixou governar por madame de Portsmouth, assim como Luís XIV por madame de Maintenon.

É verdade que sua majestade teve uma espécie de primeiro-ministro, que foi o Cardeal da Mota ; espécie digo de primeiro-ministro, porque ainda que em certo modo fazia as suas funções, nunca o dito senhor o revestiu daquele carácter; o que todo o mundo lhe deu (porque eu nunca o achei) foi o de ser muito bom homem, muito modesto, muito bem intencionado e muito limpo de mãos, com muito pouco conhecimento dos negócios estrangeiros e ainda menos activo nos domésticos, dois defeitos irreparáveis em quem se encarrega da direcção das coisas públicas, porque deles resulta demorarem-se as resoluções que passam pelas suas mãos; e assim não vejo em tantos anos de ministério que fizesse alguma coisa em benefício do reino, tanto a respeito do seu comércio que da sua navegação, manufacturas e forças assim terrestres como marítimas, de que abaixo falarei, passando o tempo em outros projectos, sem resolver algum; de que veio não deixar à posteridade saudade da sua memória.

O que na minha opinião se lhe deve louvar são duas coisas, a primeira de haver sempre aconselhado a sua majestade de conservar em paz os seus vassalos, quando toda a Europa ardia em guerra.

A segunda foi concorrer com o seu arbítrio para que sua majestade, instruído da confusão em que Diogo de Mendonça Corte Real deixara os papéis das secretarias que servia principalmente depois do incêndio das suas casas, em que muitos se desencaminharam e outros pereceram, lhe desse melhor providência, repartindo entre três secretários aquele trabalho, a, que um só, até àquele tempo, não sem queixa das partes, dava tanta expedição sem o poder evitar pela afluência e variedade dos negócios já estrangeiros, já domésticos e já ultramarinos. E nesta parte um animal, e tão grande animal, qual é o camelo, mostra mais juízo e menos presunção do que o homem, pois somente sofre a carga com que pode, por se não deitar com ela; de maneira que eu comparo a cabeça de cada indivíduo a um vaso que quando se lhe deita mais água do que pode conter transborda, derrama-se e se turva a que fica nele.

Enfim, V. A. sabe a divisão que sua majestade fez das secretarias e os ministros que para elas nomeou, todos muito dignos de servirem com grande satisfação aqueles empregos, e só se reparou que todos fossem criaturas do cardeal, principalmente o do reino, que foi seu irmão, para que cada qual obrasse conforme ele lhe inspirasse. Não digo que esta foi a intenção com que aquele prelado fez a sua majestade a inculca, mas que tais foram as aparências.

É verdade que sua Majestade nomeou aqueles três ministros para secretários de Estado, mas nunca lhes quis dar a prerrogativa de conselheiros ou ministros de Estado, como o cardeal de Fleury pretendeu para que os embaixadores de França lhe dessem o tratamento de excelência,...porque os seus papéis estão na mesma confusão, sabe Deus aonde, porque eu o não sei, ...ao que V. A. deve dar providência, nomeando um ministro bem inteligente, para que com os mesmos oficiais faça aquela necessária diligência e repartição e se reformem os que faltarem.

Por fim, Luís da Cunha, depois de criticar os três secretários nomeados pelo cardeal da Mota, recomenda a nomeação de Carvalho, Manuel Galvão Lacerda e Azevedo Coutinho como ministros.
Como se vê, por conseguinte, os amores entre o experiente embaixador e o Cardeal da Mota não foram particularmente fraternos.
No entanto, as relações do cardeal com o rei estavam em bom estado. Provavelmente, o facto de terem praticamente a mesma idade fez com que eles vissem as coisas de mancira semelhante. Há múltiplos testemunhos da correspondência entre os dois de tal harmonia. Por exemplo, eles costumavam chamar nomes a cortesãos com apodos divertidos; assim, o Conde do Cadaval, que

parecia estar constantemente a fazer humor, recebeu a alcunha de Conde do Carnaval. E nos assuntos de governo era evidente que, em geral, todas as decisões eram tomadas através do cardeal, tanto na sua gestação como na sua execução.

Outro dos personagens com quem o nosso cardeal teve relações tensas foi Alexandre de Gusmão. Este político nasceu em Santos (Brasil) em 1695 e era irmão de Bartolomeu Lourenço de Gusmão, clérigo que alcançaria notoriedade na embaixada em Roma e sobretudo por suas invenções técnicas (foi o inventor dos balões de ar quente). Já lhe aludimos em algumas passagens da presente obra e a quem Saramago dedica inúmeras passagens no seu *Memorial do Convento*.

Alexandre de Gusmão foi um político sério e bem formado. Estudou com os jesuítas no Brasil. Conta-se que ainda estudante, aos quinze anos, e por ocasião da fundação da cidade de São Paulo, escreveu alguns versos de gratidão ao monarca que foram uma boa demonstração do seu talento. Foi enviado para Portugal ao lado do irmão, que o apoiou na sua formação em direito civil. Seguidamente foi enviado como secretário para a embaixada em Paris, cujo plenipotenciário era o conde da Ribeira. Aproveitou o tempo durante sua estada em Paris para obter o grau de Doutor em direito civil, romano e canónico. No regresso a Lisboa, depois de ter cumprido com eficiência o seu trabalho em Paris, foi nomeado secretário de Estado para os assuntos do reino, um cargo semelhante ao de um secretário particular. Em 1721 foi enviado ao Vaticano para ajudar o seu irmão Bartolomeu na tarefa de convencer o Santo Padre a conceder ao rei o título de Fidelíssimo e dois outros favores: a criação de um patriarcado em Lisboa e a nomeação do cardeal Bicchi como Núncio Apostólico. A sinergia entre os dois irmãos resultou no sucesso dos esforços para alcançar os dois primeiros objectivos, mas não o último, dada a obstinação do Santo Padre em nomear Monsenhor Firrão. Após o seu regresso a Lisboa, deixando um rasto de prestígio na cúria romana, foi nomeado "escrivão da pureza" pelo rei, cargo de grande importância no seu tempo. Ele não só era encarregado de transmitir ordens reais e interpretar assuntos duvidosos em termos legais, mas também aconselhava o monarca em questões de diplomacia e em negociações tanto no exterior quanto no país. Por exemplo, foi graças aos seus esforços e conselhos que o Papa autorizou que D. João V pudesse nomear directamente bispos portugueses, sem ter de o pedir à Santa Sé. Alexandre de Gusmão era, portanto, um político eficiente, formado na escola parisiense e cultivado nas mais puras fontes do Iluminismo. A isto juntou a sua estreita amizade com Luís da Cunha, outro dos mais destacados políticos portugueses da época, como acabo de assinalar. Esta amizade com Luís da Cunha é fundamental para compreender a sua visão crítica dos esforços do cardeal Mota. Era capaz de se aperceber do entendimento do cardeal, que não era nada favorável aos seus esforços. Mas essa percepção foi reforçada nas suas relações com Luís da Cunha, que, como já vimos, apontou todo tipo de críticas ao cardeal. Como bem se pode imaginar, na correspondência entre os dois políticos podemos encontrar testemunhos da opinião que o nosso cardeal merece deles. Vejamos um exemplo. Trata-se duma carta que Luís da Cunha endereçou a Gusmão em Dezembro de 1746, um ano antes da morte do cardeal:

Eu convido a El-Rei nosso amo para figurar muito na Europa sem ter parte nas desgraças dela. Os principais beligerantes se acham cansados da guerra e todos desejam a paz. Esta pretendo eu se faça em Lisboa e que nosso amo seja árbitro dela; mas ão posso entrar neste empenho se que v. ex^{a} tome parte nele porque conheço as dificuldades que hei-de encontrar em El-Rei e nos seus ministros de Estado. Ajude-me v. ex^{a} a vencer este negócio porque só v.ex^{a} e capaz de fazê-lo persuadir. Espero dever-lhe este favor...

E esta é a resposta de Alexandre de Gusmão: "*...não esqueça que você deixou amigos lutando contra as ondas do mar da superstição e da ignorância*".

E continua noutra posterior: "*Da Mota me respondeu: - que a proposição de V.ex.^{a} era inadmissível, em razão de poder resultar dela ficar El-Rei obrigado ao cumprimento do tratado; o que não era conveniente. Em quanto falamos na matéria se entreteve o Secretário de Estado, seu Irmão, na mesma casa em alporcar uns craveiros; que até isto fazem ali fora do lugar, e tempo próprio. Procurei falar a S. Reverendíssima mais de três vezes primeiro que me ouvisse; e o achei contando a aparição de Sancho a seu amo, que traz o padre Causino na sua Corte Santa; cuja historia ouviam com grande atenção o Duque de Lafões, o Marquez de Valença, Fernão Martins Freire, e outros. Respondeu-me: Que Deus nos tinha conservado em paz, e que V. Ex.ª queria meter-nos em arengas; o que era tentar a Deus. Finalmente, falei a El-Rei [seja por amor de Deus]. Estava* *perguntando ao Prior da Freguesia o quanto rendiam as esmolas das Almas, e pelas Missas que se diziam por elas! Disse-me que a proposição de V. Ex.ª era muito própria das máximas Francesas com as quais V. Ex.ª se tinha conaturalizado; e que não prosseguisse mais. Se V. Ex.ª caísse na materialidade [do que está muito livre] de querer instituir algumas Irmandades, e me mandasse falar nelas, havíamos de conseguir o empenho e ainda merecer-lhes alguns prémios".*

A pessoa de V. Ex.ª a guarde Deus como desejo, para defesa e crédito de Portugal.

A resposta está datada de Fevereiro de 1747, poucos meses antes da morte do cardeal.

Noutro documento, Gusmão alerta Luís da Cunha que até se está dizendo que as suas convicções religiosas estão a ser questionadas, começando a ser consideradas excessivamente "francesas". Por outras palavras, a Inquisição poderia virar-se contra ele em qualquer momento.

Há muitas outras cartas com conteúdos semelhantes que não vou apresentar aqui porque não pretendo fazer um estudo exaustivo. Considero que é uma amostra mais do que suficiente das tensões entre os políticos profissionais renovadores e os eclesiásticos. O extraordinário foi a capacidade de D. João V para tirar o melhor proveito das propostas de ambas as facções sem se deixar dominar por nenhuma delas. De qualquer forma, dado o seu carácter supersticioso, parece claro que a influência do Cardeal Mota prevalecia sobre a dos outros.

No entanto, não faltam vozes que criticam a atitude desses políticos profissionais contra o nosso cardeal e contra o próprio monarca.

Por exemplo, no que diz respeito à intenção de que Portugal agisse como árbitro no conflito europeu, o que foi recusado pelo cardeal e pelo rei, parece claro que este último percebeu que as iniciativas dos políticos foram induzidas pela corte francesa, que, no fundo, queria que o reino de Portugal se submetesse aos seus desígnios. É claro que as acusações relativas à sua falta de preocupação com os assuntos internos e à sua ineficácia nos assuntos externos não parecem ser apoiadas pelos dados que apresentei nas páginas anteriores.

É particularmente interessante conhecer agora as relações de João da Mota com Sebastião José de Carvalho, ou seja, com o Marquês de Pombal. Este foi um dos políticos mais proeminentes da segunda metade do século XVIII, e pode dizer-se sem medo de errar que tem igual número de defensores que de detractores. De qualquer forma, a brutalidade com que resolveu alguns dos problemas do governo, como veremos em breve, significa que temos que resistir a inclinar a balança a seu favor. Biografias completas deste personagem já existem e não é intenção do autor elaborar outra. Interessa-nos apenas estabelecer quais eram as relações do nosso cardeal com esse indivíduo e, nesse sentido, basta uma visão sintética da sua personalidade.

Sebastião José de Carvalho e Melo, mais conhecido por Marquês de Pombal ou Conde de Oeiras (13 de Maio de 1699 - 8 de Maio de 1782), era filho de Manuel de Carvalho e Ataíde, um fidalgo de província, com propriedades na região de Leiria, e de sua esposa, Teresa Luísa de Mendonça e Melo. Iniciou os seus estudos de

Direito na Universidade de Coimbra, mas, devido às rígidas normas universitárias, não concluiu esses estudos, alistando-se por um curto período no exército, onde alcançou de imediato o posto de cadete, do qual também desistiu rapidamente, quando percebeu que os regulamentos militares eram ainda mais rigorosos do que os da Universidade.

Não deixou de se interessar por questões literárias, políticas e jurídicas, colaborando com contribuições medíocres para a recém-fundada Academia de História. De qualquer forma, não há muitas informações sobre sua vida anterior às suas actividades políticas. Quando se mudou para a capital, Sebastião de Melo, com o dinheiro herdado dos pais, construiu um palácio na actual Rua do Século. A sua primeira esposa foi uma viúva, Teresa de Mendonça e Almada, sobrinha do conde de Arcos, com quem casou em 1723 por acordo familiar. Na realidade raptou-a, diz-se que com o consentimento dela. Mas a família da viúva nunca o perdoou e o casal teve de se mudar para as suas propriedades em Soure, perto de Pombal.

Uma figura decisiva na vida de Carvalho foi o seu tio Paulo de Carvalho, prelado de grande influência na corte de D. João V, Arcipreste da Patriarcal, grande amigo do Cardeal Mota, com quem o pôs em contacto. Alguns autores têm assinalado que a ascensão de Carvalho às esferas de poder pouco teve a ver com seu tio, dada a morte precoce deste. Assim sendo, parece mais provável que Carvalho tenha puxado todas as cordas à sua disposição para atingir o seu objectivo, incluindo a intermediação do cardeal e parece que também da rainha; a verdade é que o monarca concordou em nomeá-lo em 1739 ministro plenipotenciário e embaixador em Londres.

Na verdade, o monarca não confiava muito em Carvalho, de quem dizia ter "pêlos no coração", como que adivinhando o seu carácter vingativo e sanguinário. Também se incomodava com sua excessiva "tagarelice" e loquacidade. Seja como for, ele foi enviado como ministro plenipotenciário para Londres, deixando a sua esposa em reclusão num convento, onde morreu pouco depois sem lhe dar filhos.

Em Londres, embora nunca tenha conseguido comunicar fluentemente em inglês – entendia-se melhor com o francês, que era a língua política europeia – prestou importantes serviços à coroa, conseguindo obter do duque de Newcastle uma série de licenças para os comerciantes portugueses que negociavam em Londres. E também conseguiu que os ingleses permitissem que os lusitanos punissem os abusos dos capitães britânicos em território português.

Apesar de tudo, Carvalho não se sentia feliz em Londres e há testemunhos escritos das suas queixas ao cardeal sobre o exíguo salário e o diminuto financiamento da sua função. Um evento paradoxal para a época (pense-se na perseguição feroz da Inquisição) é a incumbência recebida do Rei para adquirir quanto pudesse de bíblias hebraicas e livros relacionados com os ritos, leis e costumes judaicos. A colecção obtida foi depositada em 1743 na Biblioteca Real do Palácio Ribeira.

No entanto, a sua estadia em Londres foi profícua para a sua formação política, pois aprendeu outra forma de fazer as coisas, muito diferente de como eram feitas na Lisboa imobilista. Assim, em 1742, escreveu a seguinte carta ao Cardeal da Mota:

«A mais interessante matéria, que pôde fazer o assunto das relações de um ministro, que reside em Londres, considerei eu,

depois que entrei nesta corte, a de investigar, para as pôr na presença d'el-rei, nosso senhor, as causas, com que S. M, achou, logo nos princípios do seu reinado, o comércio de Portugal em tanta decadência, ao mesmo passo que o de Inglaterra e de outras nações tiveram um desmedido aumento... Todas as nações da Europa se aguentaram, e aumentam ainda hoje, pela recíproca imitação. Cada uma vigia cuidadosamente sobre as acções que obram as outras, Assim fazem todas própria, mediante a informação dos seus ministros, a utilidade dos inventos alheios».

Seguindo essa linha, propôs à coroa a criação de uma Companhia do Oriente e o projecto foi confiado a um arguto comerciante chamado Cleland. No entanto, D. João da Mota não aprovou este projecto, no qual o rei, aliás, percebeu a possibilidade de um interesse privado para se enriquecer. Isso, junto com a antipatia do monarca pelo seu carácter, fez com que decidisse baixar-lhe os ímpetos, retirando-o de Londres. Mas também não queria tê-lo por perto; assim, por influência do Cardeal da Mota e também da rainha, foi enviado como embaixador para Viena em 1745, a fim de mediar a disputa entre o papa Bento XIV e o imperador Francisco I.

A questão era espinhosa porque se tratava de chegar a um acordo sobre a nomeação do arcebispo de Mainz, um problema que Carvalho resolveu correctamente. Mas não só resolveu o problema, como depois da morte da sua primeira mulher e graças à influência de um parente que vivia em Viena e também graças à

rainha de Portugal, pediu a filha do marechal austríaco Leopoldo José Daun (Condessa Maria Leonor Ernestina Daun).[17]
Mais, após a conclusão do conflito que o levara até lá, os seus esforços não foram tão brilhantes mas apesar disso não deixava de reclamar de quão mal vivia em Viena e de quão mal era pago pelos seus serviços. Tanto que, em finais de 1741, pediu ao Cardeal da Mota que lhe permitisse retirar mil moedas da herança vinculada de seu tio Paulo de Carvalho para poder cumprir junto dos seus credores. Além disso, ele atribuía os seus males à saúde precária em Viena, uma terra húmida e fria. O rei, insatisfeito com os seus serviços e cansado das suas queixas, ordenou-lhe que regressasse a Portugal em 1749, dois anos, portanto, após a morte do Cardeal da Mota.
O rei morreu no ano seguinte e, por recomendação da rainha-mãe Maria Ana da Áustria, o novo rei, D. José I, nomeou Sebastião ministro dos Negócios Estrangeiros. Ao contrário de seu pai, D. José I tinha por ele grande apreço e gradualmente lhe confiou o controle do Estado.
A resenha da vida do Marquês de Pombal e das suas relações com o Cardeal da Mota, que foram indubitavelmente decisivas na história de Portugal durante a segunda metade do século XVIII, deveria terminar aqui. No entanto, a dimensão dos acontecimentos em que Carvalho participou após a morte do cardeal, em 1747, e a de D. João V, em 1750, obrigam a acrescentar mais alguns parágrafos.
Como já foi dito, José I, demonstrou grande simpatia pelo malquisto diplomata e, possivelmente influenciado por sua mãe,

---

[17] N.T. Deste casamento com Leonor Ernestina Daun teve sete filhos.

nomeou Carvalho Ministro das Relações Exteriores, mas o seu apetite pelo poder fez com que em 1755 Carvalho já fosse primeiro-ministro do reino. Foi então que o verdadeiro rosto do diplomata, ferozmente sinistro em muitas ocasiões, se revelou.

Pôs em prática as lições aprendidas em Londres, introduzindo mudanças radicais na política económica, mas foi totalmente contestado pela nobreza tradicional. Os seus velhos rancores contra ela vieram à tona, pois ele sempre fora considerado um "um fidalgo do livro", ou seja, mais por favores régios do que pelo sangue. Foi surpreendido naquela época pelo terrível terramoto e subsequente tsunami que destruiu grande parte da cidade e do qual Carvalho milagrosamente escapou.

Decidiu com grande acerto a reconstrução da cidade com o lema "enterrar os mortos e cuidar dos vivos". Todos os recursos humanos e monetários do reino foram mobilizados sob as ordens dos técnicos mais capazes e a cidade, após a sua reconstrução, adoptou um ar mais moderno e funcional do que aquele que havia sido reduzido a escombros.

Na execução dos seus planos de desenvolvimento económico, encontrou dois grandes obstáculos: a nobreza, por um lado, e a Igreja, especificamente os jesuítas e a Inquisição, por outro. E contra eles virou as armas.

No que diz respeito à nobreza, aproveitou uma tentativa de assassinato protagonizada pelos duques de Aveiro e Távora, na pessoa de D. José I, para dar uma lição exemplar, tão exemplar que até determinou que a lei penal fosse alterada para tornar as execuções mais cruéis.

Os envolvidos, incluindo suas esposas e filhos, foram torturados, depois espancados com martelos e decapitados em praça pública e queimados na presença da nobreza fiel e da família real.
Por isso, as famílias de Aveiro e Távora foram literalmente exterminadas por Pombal, enquanto o resto da nobreza, vendo as barbas do vizinho a arder, pôs as suas de molho. Isso gerou um forte desejo de vingança, que se concretizou após a morte do monarca protector.
No que diz respeito à Igreja, a primeira coisa que fez foi confiscar todos os bens dos Jesuítas e expulsá-los de Portugal. Os protestos da Santa Sé só serviram para que Carvalho ameaçasse criar uma igreja portuguesa semelhante à anglicana. A resistência da Santa Sé foi finalmente vencida com a publicação de um livro intitulado *Deduções Cronológicas*, instigado por ele, no qual foram recolhidos todos os excessos causados pela Companhia de Jesus. O Santo Padre acabou por dissolvê-la.
Só lhe faltava dominar a Inquisição. Para este fim, promulgou uma lei abolindo as distinções entre cristãos velhos e novos, e também obrigando as famílias com filhos jovens a casá-los com as filhas de famílias judias. Transformou a Inquisição num tribunal civil com capacidade para interrogar e julgar por razões políticas, além de seu poder de interrogar os denunciados por motivos religiosos.
As suas decisões eram inapeláveis e drásticas. O peso das suas leis recaiu igualmente sobre os pobres e os nobres. Especialmente considerando que o ouro brasileiro já estava em processo de extinção, promoveu a produção de vinho do Porto para exportação para a Inglaterra, como a primeira região em que a qualidade do vinho foi regulamentada, semelhante às actuais denominações de

origem. Não é preciso recordar os danos que isso causou à produção de vinho das Canárias.
De um modo geral, Pombal foi um déspota absolutista com ideias iluministas que tirou Portugal do profundo buraco cultural e económico em que se encontrava, mas em contrapartida foi de crueldade e brutalidade invulgares. Os crimes de Estado em que esteve envolvido teriam sido hoje alvos de julgamentos por tribunais internacionais.
Com a morte de D. José I, foi despojado de todo o seu poder pela nobreza e pela rainha e fisicamente retirado da corte. O Marquês de Pombal faleceu a 15 de Maio de 1782 numa propriedade herdada do seu tio, o arcipreste Paulo de Carvalho e Ataíde, na Quinta da Gramela, perto de Pombal.
Pode-se concluir que as figuras políticas mais importantes que conviveram com o Cardeal da Mota colaboraram com ele, possivelmente sem interesses pessoais, excepto no caso de Carvalho, nas tarefas de assessorar o rei. E também deve ser notado que tinham vantagem sobre ele no conhecimento do mundo no estrangeiro. É verdadeiramente intrigante que uma figura política da importância do Cardeal da Mota não tenha feito qualquer viagem para fora da fronteira de Portugal. Pelo menos não há provas documentais disso; haveria até o contrário, já que ele nem sequer foi a Roma para receber o barrete cardinalício ou mesmo aos conclaves para a eleição do Papa. Este foi, provavelmente, um dos déficits mais notórios de sua formação política.
O que também fica claro é que ele gozava do respeito geral da corte e da maioria dos políticos. O seu carácter amável e cortês é

evidenciado em muitos documentos, bem como o seu conhecimento nas matérias próprias do seu grau eclesiástico.

Doença e morte do Cardeal: transcendência política

No final de Setembro de 1747, as negociações entre Espanha, Portugal, França e Inglaterra estavam em estado avançado, assunto no qual o Cardeal da Mota estava apaixonadamente envolvido.

Apesar de sua actividade intensa, Sua Eminência não gozava de boa saúde. Henrique Neto, na sua tese de mestrado, publicada em 2018, portanto seis anos depois da edição espanhola deste livro, fornece vários dados gerais que permitem concluir que o cardeal vinha sofrendo repetidos episódios de doença sistémica durante mais de dez anos antes de sua morte. Dado o importante papel que o cardeal desempenhou nos assuntos do governo, esta circunstância foi motivo de preocupação, como mostram as numerosas cartas que o Núncio enviou à Santa Sé. Assim, "em 1733, Cavallieri disse que o rei ofereceu após ataque de reumatismo uma casa em Belém ao cardeal "para gozar o divertimento do campo e entrar no grau de mais perfeita saúde".

Em 1735, Cavallieri continua a informar "de uma constipação em Março e uma indisposição em Dezembro". Neto ressalta que "em 1736, o cardeal começou a ser acometido por uma febre que quatro sangrias não acalmaram. A opinião médica é que se devia ao "reumatismo ou a «outro fluxão». O cardeal teve vertigens que o brigaram aficar por Belém, afastado do escritório aque acorria Pedro da Mota e Silva. Em 1737, Cavallieri disse que os vertigens continuavam e os médicos diziam dever-se a falta de exercício. As vertigens e dores no corpo continuam até recuperar saúde, mantendo-se em Belém onde dava aprazíveis passeios a cavalo. O núncio continuou a dar notícias para Roma sobre o Cardeal da Mota, "dizendo ora que estava em Belém ora estava em Lisboa, sempre ocupado nos negócios ultramarinos e assaz preocupado com a saúde."

É surpreendente que, mesmo nestas circunstâncias, o Cardeal se ocupasse de assuntos tão distantes da sua obrigação como visitar as baterias de artilharia que guarneciam o estuário de Lisboa e certificar-se de que estavam bem abastecidas de pólvora, ou cuidar de vencer a resistência de algumas senhoras em servir a rainha. No entanto, os problemas do fluxão persistem ao longo de 1739, que por vezes melhoravam com o ar saudável da sua casa de campo. Neto relata que em 1744 o cardeal sofria de "hemorróidas, razão porque não acompanhou a Corte às Caldas, com a desvantagem de alguma febre que dava de pensar. Teve de ser operado de uma fístula, ocasionada pelas hemorróidas, porque a chaga deitava matérias, operação aliás inútil porque a fístula teimou em continuar aberta". Foi operado em vão pela segunda vez e, além disso, começou a sofrer de podagra. Em condições tão incómodas, ele ia intermitentemente para Belém, sofrendo de prisões de ventre, obstruções no estômago e uma "revolução da bilis", continuamente enfraquecido ao ponto de não poder dar um passo, males que tentavam combater com repetidas sangrias. Em uma carta datada de 26 de Setembro de 1747 ao Secretário de Estado Romano, Lucas Tempi diz: "Depois de ter voltado do campo, tem estado ora melhor, ora pior; mas nesta hora acha-se de tal maneira agravado que faz temer que não possa vencer o mal. Sua Majestade e família demonstram nesta ocasião ter por ele muita estima e afecto, mandando muitas vezes ao dia informar-se do seu estado, e fazendo-o assistir dos seus próprios médicos" . Por último, em 10 de Outubro, o núncio informa: "A crise de suor que teve o Senhor Cardial Mota e que tinha dado aos médicos algumas esperança, foi anunciadora da sua morte que foi quarta-feira, 4 do corrente, depois do meio-dia com grande resignação; e no sábado fizeram-lhe as exéquias nesta igreja do Carmo onde ordenou que o sepultassem, tendo tido sempre grande devoção com a Santíssima Virgem do Carmo. Diz-se que o Rei foi muito sensível à perda deste Senhor, não só pela grande pratica e conhecimento que tinha dos negócios públicos, mas também porque o via muito dedicado aos interesses da Coroa.

Deve-se notar que a sua decisão de ser enterrado na Igreja do Carmo pode ser tomada como um sinal de sua austeridade cristã. De facto, como Teresa L Vale descreve "Com efeito, em 1740, encomendou D. João da Mota e Silva ao arquitecto Carlos Mardel (c.1695-1763) uma capela fúnebre, a qual foi executada pelos mestres pedreiros Manuel Martins e Aleixo Rodrigues. A capela, com acesso pelo claustro oriental, era dedicada a Santa Úrsula e às Onze Mil Virgens, e a ela se referia o cronista D. Inácio de Nossa Senhora da Boa-Morte – no seu manuscrito intitulado *Chronica do Insigne, e Real Mosteiro de S. Vicente de Fóra, de Cónegos Regulares de Stº. Agostinho,* datado de 1761 – nos seguintes termos: "*He feita a moderna de pedras mármores de varias cores. Nella estava hum grande e magestoso Tumulo para sepultura do Cardeal. Porem como em seu testamento se mandou sepultar no convento do Carmo de Lisboa se retirou depois de sua morte este tumulo.*"

Como pode ser visto no seu testamento, consultado como documento para este livro, como uma deferência do generoso tradutor, o cardeal decidiu ser enterrado de maneira austera na Igreja do Carmo. Após sua morte, foram impressos elogios fúnebres nos quais foi destacada a extraordinária contribuição do Cardeal para o suporte da monarquia e o engrandecimento do país, comparando-o até mesmo a Moisés e à fundação do povo de Israel. Tais elogios, colhidos em detalhes no discurso académico de Neto, foram sem dúvida excessivos, mas não deixam dúvidas sobre o papel marcante desempenhado pelo cardeal.

O embaixador francês, que o conhecia bem e admirara a sua iluminação e competência, informou o seu governo da grave situação que se aproximava da política internacional. O rei também ordenou que todos os tipos de orações fossem feitas para rogar pela saúde de uma pessoa tão necessária para o bom governo do estado. Parece haver um consenso comum de que a sua morte abriria um período de interregno, dado o número e a importância dos assuntos que ele tinha em mãos.

O impacto deixado pelo cardeal Mota reflecte-se na carta que o embaixador francês, M. de Chavigny, escreveu ao seu governo dizendo-lhe, apenas um mês depois do seu funeral, que após a morte do Cardeal da Mota a sua perda era todos os dias cada vez mais sentida. Chegou mesmo a dizer que, com a sua morte, Portugal perdeu toda a sua representação internacional; ninguém sabia melhor do que este ministro como colocar todos no seu lugar; tudo o que era boa ordem tinha desaparecido. Como recordação cívica da sua passagem por este mundo, Lisboa e Castelo Branco deram nome a duas ruas centrais.[18]

Em contraste com a austeridade demonstrada pelo Cardeal, Teresa Vale, num delicioso artigo revela-nos que no Museu do Louvre existe uma maravilhosa taça de prata dourada, encomendada pelo Cardeal à Ourivesaria Germain, através de um conhecido negociante lusitano, de apelido Goes. É uma sublime obra de arte na qual o brasão do cardeal é esculpido. É quase certo

---

[18] N.T. - Em Lisboa é a Calçada do Cardeal, por nela se encontrar o Palácio da Cova, no qual residiu e faleceu o Cardeal da Mota. Em Castelo Branco é a Rua Cardeal da Mota.

que este objecto, assim como a sua elegante berlina, em cuja portinhola o seu brasão está representado, foram presentes de Sua Majestade.

Juízo clínico sobre a doença e morte do cardeal

Para concluir este capítulo, a minha formação profissional permite-me propor uma abordagem para o diagnóstico das doenças do Cardeal e a causa de sua morte. Já foi referido ao longo do livro que João de Mota e Silva morreu em 1747, com 62 anos. A sua história pessoal de interesse médico é simples, pois ingressou na vida religiosa desde muito jovem, na qual permaneceu até à sua morte. A sua história familiar é desconhecida para nós; sabemos apenas que um irmão mais novo, Manuel, padre, morreu após uma doença de curta evolução e causa desconhecida, e outro irmão mais velho sobreviveu a ele, embora também com problemas crónicos de saúde. Tinha uma irmã freira, viva, da qual nada sabemos.

De acordo com os dados publicados pelos seus contemporâneos, ele era de constituição forte, presença agradável e majestosa, boca grossa, cor saudável e rosada, com uma figura simétrica e proporcional, com olhos grandes e bonitos e nariz pequeno. Esta descrição está aproximadamente de acordo com a encontrada nas gravuras feitas após sua nomeação como cardeal.[19] Mas não corresponde à aparência do cardeal que é retratado na pintura, na versão do deficiente restauro salamantino, que estava visível antes da recente intervenção. Os seus contemporâneos também aludem ao facto que, devido ao seu trabalho prolongado e intenso, ele estava perdendo peso e perdendo a cor do semblante. Veremos imediatamente que a causa de sua palidez progressiva não se deveu a um trabalho tão intenso...

Quanto à última doença, os dados coligidos indicam que João sofreu em 1726, um ano antes de sua elevação ao cardinalato, de um ataque de hidropisia do qual melhorou por sangria. É praticamente impossível saber o significado clínico de tal hidropisia, pois é um termo ambíguo. Supõe-se que esse nome tenha sido usado para descrever processos edematosos e o facto de ter melhorado com o sangramento nos faz supor que, efectivamente, poderia ser um processo congestivo. No entanto, a sangria, de acordo com o Prof. Justo Hernández, era um procedimento comummente usado para uma ampla variedade de doenças.

Desde esse episódio não há novos registos até 1733, quando sofre um ataque de reumatismo. Novamente, o termo reumatismo levanta dúvidas, pois engloba toda uma série de dores corporais imprecisas. Parece ter recuperado desse ataque de reumatismo sem sangria, mas dados esparsos permitem-nos suspeitar que,

---

[19] N.T. Também está de acordo com a imagem da pintura original danificada e recentemente restaurada.

como resultado desse episódio, começou o desenvolvimento de um processo crónico com o qual ele sobreviveria por vinte anos. Diante de um processo insidioso, é necessário considerar um possível diagnóstico de neoplasia, o que neste caso não é possível devido à sua evolução prolongada. Mas pode-se dizer que esse ataque de reumatismo parece ter sido decisivo na evolução subsequente da doença. Assim, em Março de 1735 sofreu de edema manifesto e começou a ter febre e tonturas que os médicos classificaram como reumatismo, cujo tratamento baseado em sangria lhe deu um resultado errático. A deterioração das suas condições físicas obrigou-o em 1738 a deixar as obrigações do governo nas mãos do seu irmão Pedro. Em 1744, ele foi operado de uma fístula hemorroidal com maus resultados, de modo que precisou de uma segunda intervenção.

Nos anos seguintes, ele sofreu de podagra, congestão, obstruções estomacais e *revolução da bílis,* persistindo os clínicos em tratá-lo com sangria várias vezes.

Nos anos que antecederam sua morte, continuou a perder peso rapidamente e perdeu força a ponto de mal conseguir andar. Além da administração de alguma poção ineficaz, as sangrias continuaram a acompanhá-lo até ao fim.

Finalmente, em 4 de Outubro de 1747, após novas sangrias, sofreu uma intensa crise de suor e faleceu.

Com todos esses dados à vista, uma vez excluída a etiologia cancerosa, parece lógico atribuir a deterioração de sua saúde a um processo reumático, possivelmente uma febre reumática estreptocócica, que danificou as estruturas cardíacas e acabou causando ascite e insuficiência renal. De certa forma, o sucesso inicial da sangria poderia confirmar esse diagnóstico, mas a sua repetição levou à anemia irreversível, causa de sua palidez, à qual se somou uma insuficiência de baixo débito que acabou com sua vida.

Em conclusão, Sua Eminência sofreu as consequências da febre reumática e a prática das sangrias levou à anemia fatal.

CAPÍTULO V

DA ORIGEM E DO AUTOR DO QUADRO

Vou terminar o meu trabalho onde o comecei. Como chegou esta tela à família Fernández del Campo? Quem foi o autor da pintura? Não tenho resposta fiável para nenhuma das duas perguntas. O que não significa que eu não possa fazer alguma abordagem imaginativa sobre o assunto.

A família Fernández del Campo possuía uma loja que vendia vários materiais na Calle San Pablo, a apenas duzentos metros da Plaza Mayor em Salamanca. Ali se podiam comprar todos os tipos de ferramentas para agricultura e construção, bem como todos os tipos de objectos para a casa, quase um "Corte Inglés" da época. Este comércio foi fundado por D. José Manuel Campo (ele suprimiu o "Fernández del" para abreviar, provavelmente por razões comerciais) em 1856 e o comércio foi chamado "Campo".

Este Campo tinha um filho, Jesus, que era professor de francês na Universidade e acumulava tarefas académicas com as dos negócios da família. E daí passou para D. José Fernández del Campo y Sandoval, meu sogro. Esta família, de Juzbado, no distrito de Ledesma, tem título de nobreza graças a um documento assinado por Filipe III e ratificado por Filipe V, e também possuía um valioso património.

Pela tradição familiar sei que o fundador do negócio, José Manuel Campo, era um viajante e um bom comerciante. O seu filho Jesus também era um bom viajante, mas como comerciante era fraco. E o meu sogro, D. José, que em glória esteja, de cuja nobreza e bonomia devo deixar uma lembrança perene, não foi chamado para estas lides, pelo que decidiu acabar com o comércio quando tinha pouco mais de sessenta anos de idade. Por todas essas razões, pode supor-se que a aquisição da obra foi feita pelo próprio fundador do comércio.

Não posso entrar em mais detalhes sem cair em erros grosseiros, mas pode-se imaginar que essa aquisição pode ter sido consequência duma transacção comercial ou devido a um simples capricho de amador artístico. Para sustentar essa tese, posso argumentar que na casa da família havia uma infinidade de objectos, além de centenas de pinturas, da mesma tendência religiosa, que haviam sido adquiridas por D. José Manuel Campo, o fundador da colecção.

É impossível para mim atribuir o local e a data de aquisição. Para lançar alguma luz sobre o assunto, Carmina e eu revistámos a documentação à nossa disposição e não encontrámos nada relacionado com o assunto, apesar do facto de que os seus antecessores eram homens extraordinariamente organizados, a ponto de registar exaustivamente as despesas com funerais, casamentos e outros assuntos familiares.
Este quadro fazia parte dum conjunto relativamente homogéneo e numeroso de obras de arte. Ou seja, não foi uma aquisição isolada. Tal conjunto foi obtido mais ou menos em bloco e por um período de tempo limitado. Todas as obras podem ser classificadas como pintura religiosa barroca espanhola. Esse período começa no ano de 1840, quando o bisavô de minha esposa abriu sua loja. Devo acrescentar que esta pessoa, embora tivesse um bom nível de

escolaridade, não era um negociante de arte em sentido estrito. No entanto, seu negócio era dinâmico e seu estabelecimento estava localizado em um grande edifício central. Portanto, ele tinha meios para adquirir e armazenar o acervo de quadros. Na altura em que iniciou a sua actividade comercial, por volta de 1840, o transporte rodoviário era difícil e arriscado para trazer tamanha quantidade de delicados objectos artísticos para Salamanca. Estou inclinado a pensar que todo este material estava em Salamanca ou nas proximidades. Onde? A chave foi-me dada pela colecção de livros que este senhor também adquiriu, maioritariamente publicados entre os séculos XVI e XVIII. Os livros também são de cunho religioso e alguns deles são autênticas joias. Por exemplo, em casa temos a edição princeps do Libro de la Albeytería, de Francisco de la Reina, de 1603.

Mas o interessante é que nas contracapas de muitos deles há inscrições manuscritas, que revelam a sua origem: bibliotecas conventuais. Mais interessante ainda: conventos que já desapareceram. Eureca! Deduzi que se os livros pertenciam a conventos, os quadros também. A questão era: o que aconteceu em Salamanca em meados do século XIX que justificou um tsunami artístico? E eu tenho a resposta. Durante o primeiro terço do século XIX, os franceses cometeram todo tipo de ultrajes durante a ocupação e também os aliados durante a desocupação. Muitos conventos e templos foram saqueados e obras de arte vendidas a particulares. Durante o segundo terço, quando começou uma tímida recuperação, o governo de Mendizábal promulgou a lei da desamortização.[20] Com ela, o pouco que restou acabou por se dispersar. E no terço final, as coisas permaneceram como estavam. O confisco de Mendizabal começou em 1836 e durou até quase o século XX. Portanto, coincidiu com o desenvolvimento do comércio do bisavô da minha esposa.

Isto leva-me a interpretar que o bisavô da minha mulher, homem de crenças religiosas rígidas, detentor de um título de nobreza e de um negócio próspero, quis ajudar as ordens religiosas adquirindo parte do seu rico património artístico e bibliográfico. Penso que uma parte do acervo pertencia a conventos demolidos, como é o caso do belo convento de San Agustín, onde poderia estar o quadro de San Juan de Sahagún, um santo agostiniano, que temos em nossa casa. E também o convento de San José de Carmelitas descalços, onde pode ter estado o Cardeal, seu patrono. Não há documentação nem inventário de nada, mas a minha hipótese poderia explicar que o acervo guardado na loja do bisavô tinha uma certa homogeneidade temática e cronológica. Procurarei as provas manuscritas que demonstrem a origem conventual dos livros, base da minha explicação.

Outra questão intrigante é que o letreiro na tela está escrito em espanhol, embora seja um cardeal português. Se a obra tivesse

---

[20] N.T.Os bens da Igreja, ordens religiosas e outros de privados, ditos vinculados (morgados, bens de capelas privadas, físicas ou fictícias aprovadas pelo rei), não podiam ser vendidos, a não ser em casos de extrema necessidade e com aprovação régia. Chamavam-se bens de mão-morta, no sentido que a mão que os administrava era como se estivesse morta quanto à transmissão da propriedade (só podiam ser herdados por quem de direito, quando a dita mão já estava morta). Igreja e ordens religiosas detinham a grande parte de tais bens. Chamou-se desamortização à sujeição ao direito comum dos bens de mão-morta, que passaram a poder ser vendidos. Na Europa do Norte isso verificou-se com o protestantismo, séc. XVI, o que originou enriquecimento duma burguesia que comprou esses bens em condições favoráveis e investiu, originando o capitalismo. Na Europa do Sul a desamortização fez-se com o confisco do património religioso e venda em hasta pública com o Liberalismo, mais ou menos entre 1830 e 1860. Preciosidades artísticas, conventos, igrejas, capelas, terrenos e outros imóveis foram confiscados e vendidos, enriquecendo quem tinha algum dinheiro e dando azo a barbaridades em edifícios e dispersão de obras artísticas.

sido pintada na época da submissão lusitana à coroa espanhola, haveria uma explicação histórica para esse dilema. Mas o quadro foi pintado vários anos depois da insurreição portuguesa.

Por outro lado, o facto de o letreiro estar escrito em espanhol coloca-nos na pista de que o autor deve ter sido espanhol ou, pelo menos, o retrato terá sido pintado em Espanha, o que é outra incógnita.[21] O que levou um pintor espanhol a pintar uma obra sobre um cardeal português? É concebível que, na época da sua pintura, o cardeal tenha sido um personagem conhecido nalguns círculos políticos e religiosos espanhóis.

Quanto a ter sido mandado pintar por um político, ou pela Coroa, ou por algum nobre espanhol, não parece uma hipótese plausível, uma vez que o cardeal não deve ser ter sido muito conhecido na corte espanhola. Portanto, parece mais provável que tenha sido uma encomenda da esfera religiosa ou pessoal. Na verdade, não há menção a qualquer compromisso político no letreiro; apenas os seus méritos religiosos e literários são aludidos: "floresceu em todos os tipos de virtudes e letras", diz a inscrição mencionada. A plausibilidade dessa hipótese requer encontrar uma ordem religiosa com dupla implantação, espanhola e portuguesa, para a qual o cardeal foi uma referência de alguma importância.

Havia pelo menos três ordens com ampla presença hispano-portuguesa: a Companhia de Jesus, os franciscanos e os carmelitas. Para a Companhia de Jesus, apesar da afinidade da família Fernández del Campo com ela, o nosso cardeal não era

[21] N.T. É consensual entre Autor, Restaurador e Tradutor (em Setembro de 2024) que o autor do retrato do Cardeal da Mota ou era espanhol ou alguém que estava ao serviço do Rei de Espanha (estrangeiro), dado que foi pintado por cima dum marquês espanhol, que teve o azar de cair num caso grave de desgraça política. Tratou-se dum reaproveitamento de tela que tinha uma pintura repudiada (a rainha Isabel Farnesio odiava o Marquês).

exactamente um benfeitor; pelo contrário, nas suas tentativas de renovar os estudos em Coimbra teve problemas com os jesuítas, que eram responsáveis pelo ensino secundário em Évora. Os franciscanos, tão austeros, não se caracterizavam exactamente por uma herança artística do mesmo nível de outras ordens da época.

Quanto aos carmelitas, já foi dito que o Cardeal da Mota foi de facto um benfeitor e protector de primeiro nível. Recordemos, a este respeito, o livro que lhe foi dedicado por Frei São José de Prado, erudito carmelita português, no qual é apontado como um dos seus mais importantes patronos. Acontece também que esta Ordem tem uma tradicional implantação em Salamanca: em Alba de Tormes conserva-se o braço incorrupto de Santa Teresa e na capital há pelo menos dois conventos de carmelitas, um para os calçados e outro para os descalços. Portanto, dada a proximidade geográfica da família Fernández del Campo com essas instituições, não é muito arriscado pensar que a pintura poderia ter sido encontrada em um dos conventos da região. [22]

Talvez os jesuítas, por afinidade, ou os carmelitas, por proximidade. No entanto, o leitor não deve pensar que essas conjecturas são uma maneira fácil de resolver o problema do anonimato da obra.

Analisei cuidadosamente obras como "Galeria Biográfica dos Artistas Espanhóis do Século XIX" de Manuel Ossorio y Bernard,

---

[22] N.T. Na esperança de encontrar alusão ao quadro, o Autor e eu analisámos o inventário dos Carmelitas Calçados, aquando da extinção das ordens em 1834. É um documento fabuloso, pelas riquezas de que dá conta (muitas preciosidades em ouro e pedras preciosas fáceis de levar nos bolsos, mas não foram) que os religiosos deixaram para a voracidade dos "mata-frades" (cf. https://digitarq.arquivos.pt/viewer?id=4695562). Apesar de as instruções claras para que no inventário fossem discriminadas as pinturas isso não foi feito, apenas há vaga referência a uns seis retratos, mais ou menos, existentes no dormitório do Rossio, não dizendo quem representavam.

"Salamanca Artística e Monumental" de Modesto Falcón, "História da Cidade de Salamanca" de Bernardo Dorado, "História da Gravura Artística em Portugal" de Ernesto Soares e muitas outras de importância e extensão variadas. Busquei-lhes a presença de algum autor ou escola que pudesse abordar nossa enigmática tela por lugar, data ou tema, sem sucesso. Acho que, de qualquer forma, o anonimato não é determinante, mas dá maior intriga à nossa história.

Um acontecimento crucial: uma palestra no Solar dos Cardosos em Castelo Branco (Portugal)

No início de 2023, seguindo o hábito de verificar esporadicamente a rede em busca de notícias sobre o Cardeal, fiquei surpreendido ao encontrar um comunicado de imprensa, publicado seis meses antes, em julho de 2022, pelo jornal português "Gazeta do Interior", publicado em Castelo Branco, terra natal do Cardeal, no qual, com o título "Recordando a vida do Cardeal da Mota", Foi relatado que uma palestra foi realizada sobre o assunto. O local do encontro foi a Pinacoteca, a CRL – Cooperativa Cultural (Solar dos Cardosos, Rua do Arco do Bispo, Castelo Branco) e eminentes professores e historiadores (Hermínio Esteves e André Gonçalves). Para minha satisfação, o que foi discutido coincidiu totalmente com o que foi publicado em meu livro. Como resultado, senti-me compelido a entrar em contato com os organizadores, enquanto lhes enviava uma cópia do livro. A resposta não foi apenas imediata, mas extremamente acolhedora e cordial. Aliás, o semanário "Reconquista", pouco depois, em novembro de 2023, divulgou um artigo assinado por José Martins Barata de Castilho, com o título "Descobriu-se o Retrato do Cardeal Mota" em que dava conta do meu livro e da presença da pintura em Tenerife. A partir de então, as relações com o já citado Professor José de Castilho, professor laureado de Economia, pintor e escritor e director da referida Pinacoteca, têm sido extremamente interessantes, cordiais e frutíferas, a ponto de não hesitar em descrevê-las como fraternas. Como resultado desses intercâmbios, surgiu o projeto de realizar uma edição portuguesa do meu livro, bem como a apresentação da pintura do cardeal em Castelo Branco, sua cidade natal.

Restauração da pintura: objectivo e métodos.

Em resultado destes contactos imprevistos e face à iminente apresentação pública da tela em Portugal, tomámos a decisão de restaurar a pintura. A passagem do tempo e o processo de reparação a que tinha sido submetido há anos em Salamanca tinham deixado a sua marca na estrutura do tecido e era essencial limpá-lo e condicioná-lo. Por tudo isso, após consultar diferentes possibilidades, escolhemos a oficina de Dom Rubén Sánchez López, licenciado em Belas Artes e graduado em Ciclo Superior de Conservação e Restauro de Bens Culturais Móveis da Universidade de Granada, localizado na Villa de Los Realejos, em Tenerife. O quadro foi submetido às seguintes intervenções:

1. Análise simples com luz UV;
2. Limpeza da parte traseira e frontal;
3. Estudo radiográfico, realizado em Maio no Centro Radiológico de Santa Cruz de Tenerife;
4. Análise estratigráfica, incluindo microscopia de luz, espectroscopia de infravermelho, microscopia eletrónica e cromatografia gasosa de uma amostra de tinta. Este estudo foi realizado pelo Dr. Enrique Parra, da LARCO QUIMICA Y ARTE SL, em Madrid;
5. Análise de imagem padrão, fotografia de fluorescência UV, reflectografia UV, fotografia IR, IR de cor falsa, fotografia IR transmitida e florescência IR. Estudo realizado pelo Serviço de Análise e Documentação de Obras de Arte, Faculdade de Belas Artes da Universidade de La Laguna;
6. Recolocação da tela e envernizamento final.

Resultados

Não vou aborrecer o leitor com os dados detalhados das análises realizadas. Em vez disso, extrairei os mais relevantes.

1. A análise de fluorescência com luz UV revelou a essência dos vernizes na superfície da face e em grande parte da capelina. A limpeza simples descarregou aproximadamentc 350 g dc sujidade.

   A análise química de uma microamostra de pintura na testa revelou que os materiais usados nas áreas profundas poderiam corresponder aos comumente usados na pintura espanhola do século XVIII. Na superfície, foi detectada a presença de acrílicos e sabões do século XX, correspondentes à restauração salmantina.

2. O estudo radiográfico mostrou que a cartela com a inscrição em espanhol poderia ter sido colocada após a conclusão do retrato, embora a camada de tinta seja opaca, como já foi referido. No entanto, a coisa mais surpreendente sobre este estudo foi a visualização duma imagem subjacente duma pessoa com uma peruca vestida com roupas civis, cercada por uma oval.

O estudo de imagem IR confirmou a presença dessa imagem subjacente e, acima de tudo, evidenciou a existência de outra cartela na qual, com alguma dificuldade, mas sem dúvida, pôde ser lido "El Excmo. Sr. ... Spin.. Marqués de Mirabal", terminando em uma linha inferior com "El Rey...". Pode-se imaginar que esse facto tenha sido bem surpreendente, pois introduziu um elemento imprevisto e complexo na discussão da origem e da história do quadro.

Dado de menor importância, mas que também vale a pena ter em conta, é a inscrição que um artesão deixou na parte superior da grade (bastidor): "barra por cima de la caveça". Daí deduzimos que este artesão era espanhol, uma vez que um português teria escrito "da caveça".[23]

---

[23] N.T. Já foi discutido atrás em nota minha se esta frase não seria "portunhol" e viu-se que poderia ser ou não, porque também está de acordo com a fala de Salamanca. Entretanto já foi esclarecido que era castelhano arcaico. Se o retrato fosse holandês, podia ser indicação para remontagem da tela em Madrid. Mas o retrato não foi pintado na Holanda, se fosse teria sido cerca de 1715, quando ele aí foi Embaixador, porque Mirabal recebeu o título de Marquês em 30 de Outubro de 1722, era ele

Comentários

Os dados disponíveis permitem poucas conclusões, algumas sugestões e muitas conjecturas.
Parece evidente, de acordo com o resultado da análise química, que a obra foi executada no século XVIII. A participação dos espanhóis também parece óbvia, já que as duas cartelas foram escritas em espanhol, às quais se acrescenta a inscrição do artesão na moldura, também em espanhol. A pintura subjacente à pintura visível poderia ter sido feita na Holanda, dada a técnica e os materiais utilizados na preparação da tela, mas não foi, porque Mirabal recebeu o título de Marquês em 30 de Outubro de 1722, era ele presidente do Consejo de Castilla desde 1716 e esse título está na cartela do retrato subjacente na pintura do quadro.

Parece-me oportuno destacar o rosto inesperadamente saudável que o cardeal mostra na imagem da tela após a limpeza, tendo em conta as doenças de que sofreu e descrevi na presente edição deste livro.
Suponhamos que a pintura original tenha sido pintada por volta de 1730, próximo à sua nomeação como cardeal. Naquela época, a sua doença estava apenas a começar e ainda era difícil encontrar sinais clínicos. A hidropisia de 1726 foi uma história isolada e difícil dc interpretar. Apareceu-lhe depois o reumatismo em 1733. Porém, a parte mais importante do grave quadro clínico descrito parece ter-se desenvolvido na segunda metade da década de 30. Em termos gerais posso dizer que a fotografia do retrato

---

Presidente do Consejo de Castilla desde 1716. E esse título está na cartela do retrato por baixo da ulterior pintura a óleo, que, assim, foi posterior a 1722. Também o retrato do Cardeal é posterior à sua nomeação, que ocorreu em 1727 e ele não recebeu o barrete cardinalício imediatamente, como se viu neste livro, e na pintura ele segura-o com a mão direita.

restaurado que recebi esta manhã[24] me surpreendeu pelo seu rosto saudável. Além disso, muito expressivo e cheio de vitalidade. Porém, o retrato "oficial" de que tratei na edição espanhola deste livro mostrou-nos até agora uma pessoa triste e um tanto desfalecida, embora com força interior. As perguntas são: quando é que os salamantinos o repintaram? Ou foi por duas vezes? Pelo menos uma restauração histórica é na década de 60, mas deve ter havido outra, talvez no final do século XIX.

A existência de dois personagens na mesma tela dá origem a uma duplicação de incógnitas. Graças ao meu livro, temos uma biografia estruturada do cardeal, e a do marquês de Mirabal está nos arquivos da Real Academia de História. Ele foi um personagem de influência indubitável nos reinados de Filipe V e Luís I; sabemos que ele foi professor de direito em Salamanca até 1693, embaixador da Espanha na Holanda em 1714 e presidente do Conselho de Castela até à sua destituição desse posto em 1724, Conselheiro de Estado desde então até à sua morte em 24-1-1729, em Madrid.[25] Portanto, ele coincidiu com o cardeal no tempo e, além disso, politicamente eles eram pares nas suas respectivas coroas. No entanto, não consegui encontrar nenhum documento que nos permita afirmar que eles mantiveram contactos de qualquer tipo.

---

[24] Em 21-08-2024

[25] Coincidiu com a cerimónia da Troca das Princesas, em 19 de Janeiro de 1729 (em castelhano: Intercambio de las Princesas) no palácio efémero sobre o rio Caia, com 11 dias de festa, à qual não foi porque tinha caído em desgraça, a Rainha Isabel Farnesio detestava-o e, além disso, se calhar estaria doente. Morreu falido, com dificuldades financeiras, se tivesse encomendado o malogrado retrato, depois repintado, não teria dinheiro para o pagar. De facto, quando foi demitido de Presidente do Conselho de Castela ficou com um cargo honorífico de baixa remuneração e ele tinha-se comprometido com elevadas despesas relativas à construção do Palácio das Duas Torres em Boadilla, ficando em situação de inadimplência, ao que parece (cf. BACO EN EL CAPRICHO, Susana Novillo Irurzun, https://www.academia.edu/92220889/BACO_EN_EL_CAPRICHO).

Assim, a questão é: por que motivo o cardeal foi repintado por cima do marquês? Muitas conjecturas, nenhum facto, que, seguindo a linha de rigor científico que me propus a escrever este livro, me leva a não fazer perder tempo ao leitor com dissertações, certamente divertidas e engraçadas, mas absolutamente fantasiosas. Não tenho dúvidas de que, num futuro não muito distante, novas pesquisas e análises técnicas esclarecerão algumas delas.

Nesta página encontra-se a imagem infravermelha na qual se pode ler a referência ao Marquês de Mirabal por baixo da repintura.

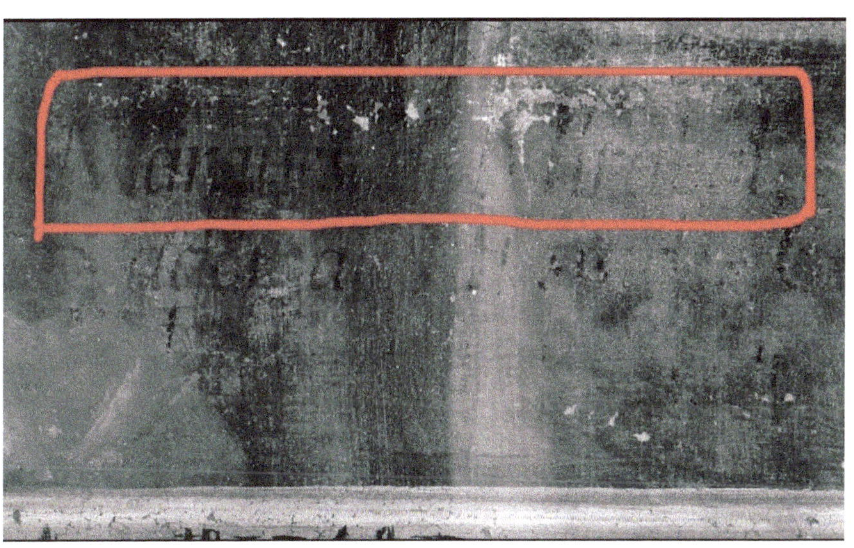

EPÍLOGO

Nunca imaginei que o cardeal cuja memória repousa sobre a tela que tenho à minha frente e com cujo olhar tristonho, mas aguçado, diariamente me encontrei, seria a causa de um trabalho tão emocionante como a que expus nesta curta obra.

Dediquei-lhe muitas horas de pesquisa bibliográfica; talvez eu devesse tê-los completado com uma visita aos lugares onde o meu sujeito supostamente viveu e exerceu a sua actividade. Mas as restrições financeiras inerentes à extensão deste estudo a esses níveis não me teriam permitido fazê-lo; prefiro, portanto, deixar a porta aberta a quem se interessar.

De uma maneira geral, estou satisfeito por ter fruído ao colocar a personagem no seu cenário e também com o que aconteceu em Portugal, na Península Ibérica e na Europa, durante a primeira metade do século XVIII e o que isso significou para o nosso devir posterior.

Não posso terminar a revisão desta edição portuguesa sem acrescentar uma conclusão substancial. A leitura de documentos desconhecidos no momento em que escrevi a edição espanhola, bem como o repetido contacto intelectual com os testemunhos de suas intervenções políticas, fizeram-me "conviver" com o Cardeal, o que me dá autoridade moral suficiente para proclamar sua bonomia, honestidade, lucidez e exemplaridade: viva o Cardeal da Mota!

BIBLIOGRAFIA

É necessário fazer um breve comentário sobre a forma como as citações bibliográficas são apresentadas no texto. O usual num trabalho de pesquisa histórica é coordenar numericamente as citações no texto com a lista bibliográfica. No entanto, esta obra também tem um carácter narrativo que torna aconselhável facilitar a leitura sem os obstáculos técnicos de citações coordenadas. Pelo mesmo motivo, a lista a seguir também apresenta as referências de forma genérica.

Textos utilizados com carácter histórico geral

Almeida Silvano. O Marquez de Pombal. Lisboa, 1906

Azevedo, J Lucio de. O Marques de Pombal e a sua epoca. 1922.

Birminghan, David. *Historia de Portugal.* 2ª ed. Akal. Madrid, 2005.

Castelo Branco, Camilo. *Perfil do Marques de Pombal.* Porto, 1900.

Cortesão, Jaime. Alexandre de Gusmão e o Tratado de Madrid (1695-1735). Ministerio de Relacoes Exteriores. Instituto Rio Branco. Rio de Janeiro.

Denis, Fernando. Historia de Portugal. Imprenta del Fomento, Barcelona, 1845.

Francis, Alan David. Portugal, 1715-1808: Joanine, Pombaline, and Rococo Portugal as seen by british diplomats and traders, 1985.

Hermano Saraiva, José. *Historia de Portugal.* Alianza Editorial. Madrid, 1988.

Santa Rita, Joaquim de. Academia dos humildes e ignorantes, Lisboa, 1765.

Soriano, Simão José da Luz. Historia do reinado de el-rei D. José e da administração do marquez de Pombal: precedida de uma breve notícia dos antecedentes reinados, a começar no de el-rei D. João IV, em 1640. 1867.

Textos de carácter literário

Maia L. "D.João V um rei Absolutamente ... freirático" Blog https://domjoaoquinto.blogspot.com/2007/02/?m=0

Corvo, João de Andrade." Um conto ao serão", 1852.

Dantas Julio. "O amor em Portugal no Seculo 18". Serie de artigos na internet: www.arqnet.pt/amoremportugal/

Silva, Luiz Augusto Rebello da. *A mocidade de D. João V*: romance, Volumes 1-2. 1851.

Saramago, José. *Memorial del Convento*. Punto de Lectura. 4ª Edición. Madrid, 2009

Artigos e trabalhos

Anónimo. *Gazeta de Lisboa Occidental*, 1728. Na officina de Pascual da Sylva. pp 27, 79, 144. Gazeta de Lisboa occidental - Google Libros.

Barros e Sousa de Mesquita de Macedo Leitão e Carvalhosa, Manuel Francisco de (visconde de Santarém). *Quadro elementar das relações politicas e diplomaticas de Portugal com as diversas potencias do mundo, desde o principio da monarchia portugueza ate aos nossos dias*. Paris, 1845.

Borges, Sónia. *Duas cortes, um modelo: o cerimonial Diplomático nas relações lusoespanholas (1715-1750*). Tese. Universidade de Lisboa. 2016.

Borges de Macedo, Jorge. O pensamento económico do Cardeal da Mota. Revista da Faculdade de Letras, 3ª serie, nº 4, Lisboa, 1960.

Braga, Isabel M.R. Mendes Drumond. Medicina popular versus medicina universitaria en el Portugal de Juan V (1706-1750). Dynamis, 2002, 22, 209-233.

Carvalho, Jose Matos, et al. Early cost accounting practices and private ownership: the silk factory company of Portugal, **Anónimo**. 1745-1747. Accounting Historians Journal. Friday, June 1 2007.

Cloclet da Silva, Ana Rosa A *Formação* do homem-público no Portugal setecentista:1750-1777. Revista Intellectus / Ano 02 Vol. II - 2003

Conceição, Fr Claudio da. Gabinete historico: Desde 1729 até 1730. 1820. Lisboa. Na impresao Regia.

Cordeiro, Maria E. Silva. João da Mota. Em Dicionário de História de Portugal, dirigido por J. Serrão. 1981.

Cordeiro, Zelia M. Regimentos da Marinha de Guerra do Reinado de D. João V. Jornadas do Mar, 124-134, 2006.

Costa Silva da, Julio Cesar. *O terremoto de lisboa de 1755 e a trajectória política de Sebastião de Carvalho e Melo* . Dissertação apresentado ao Programa de Pós-Graduação em História Social das Relações Políticas, da Universidade Federal do Espírito Santo. Vitória, 2016.

Cruz, Ana Lúcia Rocha Barbalho da. Verdades por mim vistas e observadas oxalá foram fábulas sonhadas. Tese de Doutoramento. Curitiba, 2004.

Cunha, Luis da. Testamento Politico. Seara Nova, 1943.

Felicio, Inés. Idearte. Revista de Teorías e Ciencias da arte. Vol 6, 2010. P 77. http://www.idearte.org/idearte-vol-6/

Janeiro, João Paulo. Contributo para o estudio da musica religiosa de Francisco Antonio de Almeida. Tese de Doutoramento, Universidad de Lisboa, 2004.

Lopes de Mendonça, António Pedro. A questão financeira em 1856. Imprensa nacional.

Lopes Subtil, José Manuel Louzada En las vísperas del reformismo. El gobierno de los favoritos y de la cámara regia (Portugal, 1667-1750) .

Martins, JP Oliveira. *Historia de Portugal.* 4ª Ed. Tomo II. Lisboa 1887.

Miranda, Tiago dos Reis. Diario de 4° Conde de Ericeira. Folheto noticioso setecentista. I Seminario Brasileiro sobre o livro e historia editorial, 2004.

Moreri, Louis de, Gran Diccionario Histórico. pg. 242. Paris, 1753.

Neto, Henrique Maria Craveiro Reis de Carvalho. *As homenagens à confiança régia no tempo de D. João V.* Dissertação de Mestrado em História Moderna e dos Descobrimentos. Faculdade de Ciências Sociais e Humanas da , Nova de Lisboa. Setembro de 2018.

Pereira, Marcos Aurélio de Paula. Rede de intrigas: ethos nobiliárquico e intrigas na corte de d. João v sobre as mercês e cargos no império. ANPUH – XXV SIMPÓSIO NACIONAL DE HISTÓRIA – Fortaleza, 2009.

Pereira Gomes, Ana Luiza de Castro. Francisco Mendes de Goes: um Agente diplomático entre bordadores e alfaiates na corte de Luís XV DOI: 10.1590/TEM-1980-542X2023v290115

Pereira de Santana, José. Chronica Dos Carmelitas Da Antiga, E Regular Observancia nestes Reynos de Portugal, Algarves, e seus Dominios. Offerecida Ao Eminentissimo, E Reverendissimo

Senhor D. Joaõ da Mota e Sylva, Presbytero Cardeal da Santa Igreja Romana, 1745.

Pimentel, António Filipe. Cidade do saber/cidade do poder: a arquitetura da reforma.DOI:http://dx.doi.org/10.14195/978-989-26-0753-5_8

Prado, Fr João de S Joseph do. Monumento Sacro da Fabrica e Solennisima Sagracão da Santa Basilica do Real Convento que junto a Villa de Mafra dedicou Nosso Senhor a Santo Antonio a Magestade Augusta do Maximo Rei D. João. Lisboa, 1751.

Pereira Gomes, Ana Luiza de Castro. Francisco Mendes de Goes: um Agente diplomático entre bordadores e alfaiates na corte de Luís XV.ORCID: https://orcid.org/0000-0002-1976-6802

Severim de Faria, Manoel. Noticias de Portugal. III Ediçao. Tomo II, 1791.

Simões Junior, MF. A Secretaria de Estado do Ultramar: origem, organização e expedientes (1736-1750) Revista Angelus Novus USP – Ano VIII, n. 13, p. 73-92, 2017

Silva, JM Pereira da. A historia e a legenda. Rio de Janeiro, 1893.

Silva Lima, Sheila. En nome do pai, do filho e do poder joanino: Portugal e a Santa Se na primeira metade do seculo xviii. Tese apresentada em a Universidade do Riode Janeiro, 2013.

Vale, Teresa Leonor. Que ce soit la chose la plus parfaite que l'on puisse exécuter ».Les oeuvres créées par l'orfèvre Thomas Germain pour deux cardinaux portugais conservées au Louvre.RRDMF 2016: 5E 20 no 5

Telles, Nuno da Silva. Colecçam dos documentos, estatutos e memorias da Academia Real da Historia Portugueza, Lisboa Occidental, 1745.

Assento de Baptismo do Cardeal da Mota

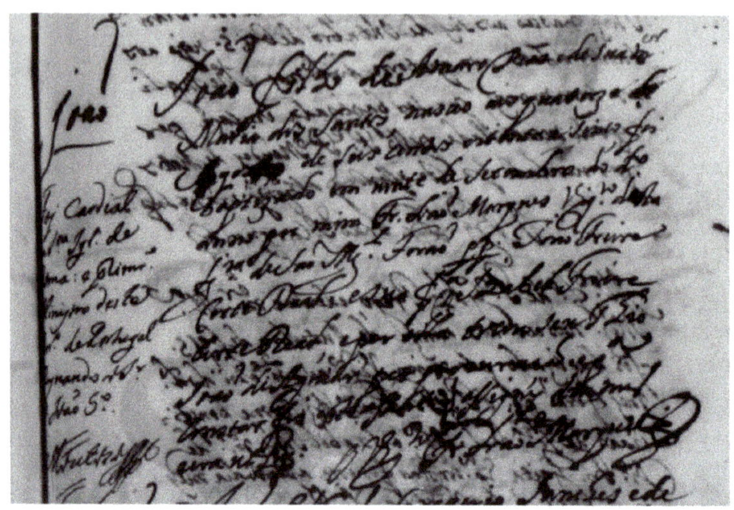

Transcrição

(margem)

João

Foi Cardial da Stª Igrª. de Roma e Primº. Ministro deste Reyno de Portugal reynando o Sr. D. João 5º

(assinatura)

João filho de Amaro Dias e de sua mulher Maria dos Santos nasceu aos quatorze de Agosto de seiscentos e oitenta e sinco foi baptizado em vinte de Setembro do dito anno por mim Fr. João Marques vigário desta freguesia de São Miguel. Forão padrinhos João Freire Corte Real e sua filha Isabel Freire Corte Real e por ella tocou seu Thio João de Aguiar por procuração. E para constar fis este assento qu'assignei dia mes era ut supra.

O Vigário

João Marques

Fonte: Torre do Tombo, https://digitarq.arquivos.pt/viewer?id=4803974
(*vide* Assentos de Baptismo, Sé de Castelo Branco, PT-ADLSB-PRQ-PCTB05-001-B2_m0120.ti

ANEXO

EXCERTO DA ANÁLISE QUÍMICA
(Omitimos descrições técnicas por serem demasiado complexas para o leitor comum)

LARCO QUÍMICA Y ARTE S.L.
Tlf 687 910312. C/. Neblí 54. 28691 Villanueva de la Cañada. Madrid. *email* larcoquimica@hotmail.com. CIF B84090109

ANÁLISIS QUÍMICO DE UNA MUESTRA DE PINTURA DEL ÓLEO SOBRE LIENZO TITULADA "RETRATO DE JUAN DE MOTA"

1.- Introducción

Durante la restauración de esta obra de posible escuela española o portuguesa del siglo XVIII, se han tomado varias micro muestras para analizarlas químicamente. Este proceso se realiza como apoyo a las tareas de conservación, intentando conocer los materiales presentes, así como su disposición en capas, tanto los originales como los pertenecientes a los recubrimientos o a los repintes posteriores.

Se pretende, por lo tanto:

- Conocer la composición de la capa de preparación, en lo que se refiere a la base inorgánica y al aglutinante orgánico
- Determinar los pigmentos y aglutinantes de las capas de color originales y de los repintes
- Analizar las capas de recubrimiento presentes.

2.- Técnicas de análisis y muestras extraídas

Para este estudio se han empleado las técnicas habituales de análisis de pintura artística. Estas se enumeran a continuación:

- Microscopía óptica por reflexión y por transmisión, con luz polarizada. Esta es una técnica básica que permite el estudio de la superposición de capas pictóricas, así como el análisis preliminar de pigmentos, aglutinantes y barnices, empleando ensayos micro químicos y de coloración selectiva de capas de temple y óleo. Las microfotografías obtenidas se realizaron con luz reflejada a 300 X y con nicoles cruzados, a no ser que se especifiquen otras condiciones.

- Espectroscopía IR por transformada de Fourier. Este estudio se emplea principalmente en el análisis de las preparaciones y los componentes de recubrimientos o barnices. Los análisis, en el caso de realizarse, se llevan a cabo entre 4400 cm^{-1} y 370 cm^{-1}, en pastillas de KBr o mediante análisis superficial usando la técnica UATR (Universal Attenuated Total Reflectance)

- Microscopía electrónica de barrido/análisis elemental por energía dispersiva de rayos X (MEB/EDX). Se emplea para el análisis elemental de granos de pigmentos, con el fin de determinar de forma inequívoca la naturaleza de los mismos.

- Cromatografía en fase gaseosa acoplada a espectrometría de masas, para la determinación de sustancias lipófilas, como aceites secantes, resinas y ceras; y de sustancias hidrófilas, como las proteínas y las gomas – polisacárido (goma arábiga y productos afines). Para los análisis de sustancias lipófilas, las muestras se tratan con el reactivo de metilación Meth-prep II (método MPII). Para los hidratos de carbono y las proteínas se lleva a cabo una hidrólisis con HCl 6M asistida por microondas y una derivatización con BSTFA (método TMS) o TBDMSTFA (método TBDMS) en piridina de los ácidos grasos, aminoácidos y monosacáridos resultantes.

**La asignación de los aglutinantes en capas intermedias de muestras con más de dos capas, no es una certeza. Es sólo tentativa

Las muestras analizadas se detallan a continuación:

Muestra n°	**Descripción**
RJM-1	Carnación de la frente

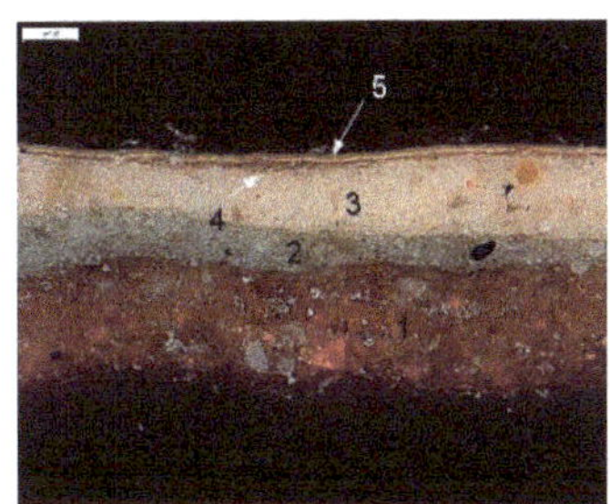

RJM-1, 500 X

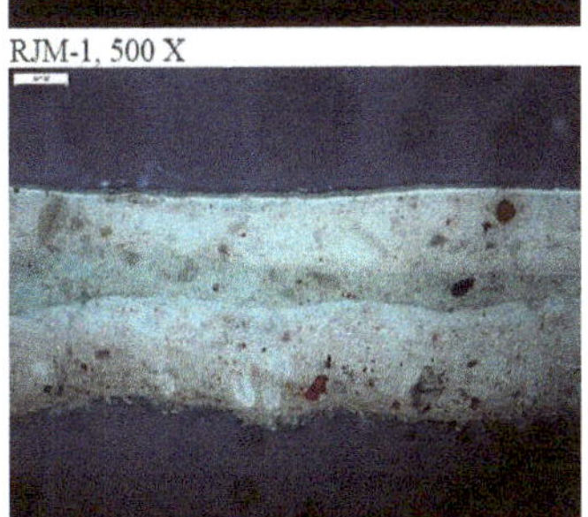

RJM-1, 500 X

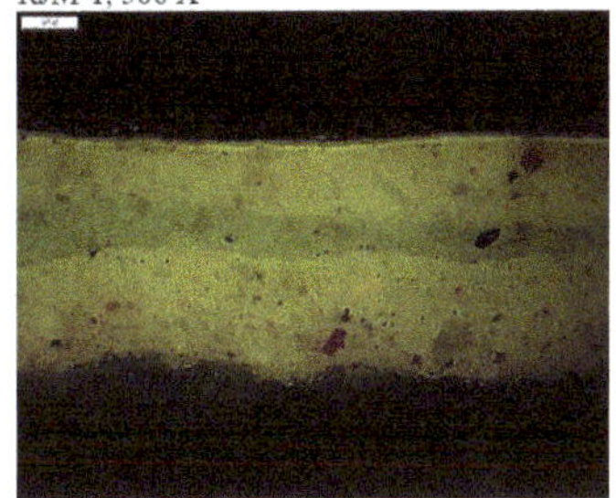

RJM-1, 500 X, luz UV, filtro azul

22 de junio de 2024

3.- **Resultados**

RJM-1: Carnación de la frente

Capa Nº	Color	Espesor (µ)	Pigmentos/minerales	Aglutinantes/ orgánicos
1	marrón rojizo	75	tierra ocre, minio de plomo, bermellón, laca roja, negro carbón, albayalde, dolomita, calcita (tr.)	aceite secante
2	gris	10-30	albayalde, calcita, negro carbón, azul de Prusia (tr.)	aceite secante
3	rosado	30-45	albayalde, bermellón, minio de plomo (tr.), dolomita (tr.), negro carbón (tr.)	aceite secante
4	rosado grisáceo	5	sulfato de bario, yeso, tierras, negro carbón	aceite secante
5	translúcido	<5	jabones metálicos	aceite secante, colofonia, resina acrílica

tr.: trazas

La preparación contiene una mezcla en la que predomina la tierra ocre. Junto a ella hay pigmentos rojos (bermellón y laca roja) y blancos (albayalde y dolomita), típico del siglo XVIII. En escuelas españolas solo se ha registrado en obras de procedencia valenciana. En escuelas portuguesas no tengo datos.

La carnación tiene una base grisácea azulada sobre la que se aplica una capa rosada rica en albayalde y bermellón. Sobre ella hay un repinte muy fino, a modo de veladura o "*aquasporca*", con aglutinante oleoso y pigmentos del s. XIX.

El barniz final es óleo - resinoso y contiene abundantes jabones metálicos. En el análisis IR también se detecta resina acrílica, pero en escasa proporción. En la cromatografía predominan el aceite de linaza y la colofonia.

www.ingramcontent.com/pod-product-compliance
Ingram Content Group UK Ltd.
Pitfield, Milton Keynes, MK11 3LW, UK
UKHW021836270726
14058UKWH00002B/179